健康寿命と身体の科学

老化を防ぐ、50歳からの「運動・食事・習慣」

樋口　満　著

ブルーバックス

カバー装幀｜五十嵐 徹（芦澤泰偉事務所）
カバーイラスト｜飯田研人
本文デザイン・ＤＴＰ・図版｜株式会社ＫＰＳプロダクツ

はじめに

運動・身体活動と健康との関わりを研究する学問を「**運動疫学**」といいます。そのはじまりは1950年代、英国の疫学者ジェリー・モリス博士らがランセット誌に発表したひとつの論文にさかのぼります。「ロンドンバス研究」として今でも有名な、英ロンドン交通局で働く運転手と車掌を対象とした調査研究です。

現在はワンマンカーですが、1950年代のロンドンの2階建てバスには、車内を移動しながら切符を売る車掌が乗車していました。モリス博士たちは、この二役の健康状態を比較検証しました。すると、バスの中を移動しながら切符を売る車掌は虚血性心疾患の発症率が低い一方で、ずっと座ってハンドルを握っている運転手は、その発症率が高いことが明らかになったのです。

この違いは身体活動レベルの大小に起因すると考えられ、注目されました。そして、1960年代以降には、欧米を中心として数多くの疫学研究が実施され、人々の生活習慣（ライフスタイル）とさまざまな慢性疾患（生活習慣病）との関係が次々と明らかになっていったのです。

　なかでもアメリカでは、マサチューセッツ州フラミンガムの地域住民およそ5000人を3世代にわたって追跡調査した「フラミンガム心臓研究（The Framingham Heart Study）」や、ハーバード大学の男子卒業生およそ2万人を30年間にわたって調査した「ハーバード大学同窓生健康研究（The Harvard Alumni Health Study）」などの、大規模なコホート研究が行われました。

「コホート研究」とは、追跡研究や縦断研究とも呼ばれる研究手法です。たとえば、心肺体力と全死亡の関係を調査する場合、追跡開始時点において、対象者を心肺体力別にいくつかの追跡群（コホート）に分けます。その後、長期間の追跡を経て、各コホート（たとえば、心肺体力が高いグループvs.低いグループ）における全死亡率を比較検討します。

　フラミンガム心臓研究では、「**危険因子**（risk factors）」という考え方が初めて提唱され、危険因子の是正が心疾患の予防につながることを世界中に知らしめました。また、ハーバード大学同窓生健康研究では、心血管疾患、狭心症、糖尿病、高血圧症、がん、肥満、そして死亡率におよぼす運動習慣の影響が調べられ、身体活動水準が高い人々は、低い人々にくらべて病気になりにくいことなどが明らかにされました。**身体活動水準が高い人々ほど、総死亡率や循環器疾患による死亡率が低いことがわかったのです**。

運動疫学はその後も発展を続け、1980年代からは「ランダム化比較試験（RCT）」、1990年代からは「メタ分析」などの手法を用いて、より質の高い科学的エビデンスが積み重ねられてきました。

日本でも、1990年代から大規模コホート研究が実施されるようになり、澤田亨博士（現：早稲田大学スポーツ科学学術院教授）らが、東京ガスの男性社員を対象に、有酸素能力と高血圧罹患、総死亡、がん死亡、2型糖尿病罹患などとの関係を明らかにするなどの成果を生んでいます。そして2006年には、これらのエビデンスにもとづく「健康づくりのための運動指針」が、厚生労働省の主導で策定されるに至りました。

しかし、課題もまだ多く残されています。ガイドラインの策定過程においては、84本の運動疫学コホート研究論文が精査され採用されていますが、**そのなかに日本人を対象とした研究は8本しか含まれていません**。大部分は欧米で行われた研究です。運動疫学の成り立ちを考えるとしかたのない部分もありますが、日本人と欧米人では遺伝素因が異なっており、さらに生活習慣も異なる部分が多いことを考えると、真に効果的な健康施策を立案していくためには、やはり日本人を対象とした研究を増やしていくことが必要不可欠と思われます。

＊＊＊

そのための突破口となりうる研究プロジェクトが、私が長く勤めた早稲田大学で実施されています。２０１４年に始まった「WASEDA'S Health Study（早稲田大学健康づくり研究）」です。

この研究プロジェクトは、先述したハーバード大学同窓生を対象とした大規模コホート研究をモデルとして立ち上げられました。早稲田大学の40歳以上の卒業生と、その同伴者を対象に、１万５０００人規模を20年にわたって追跡調査する計画で、現在10年の節目を迎えています。私は村岡功教授（現：名誉教授）、岡浩一朗教授らとともに、その立ち上げに関わり、在職中は部門責任者などを務めたのち、現在も定期的に研究に参加しています。

WASEDA'S Health Studyでは、若手を含む多くの研究者が、最新の機器や研究手法を縦横に駆使して、人間を対象とした調査研究を精力的に行い、大きな成果を挙げています。たとえば、**ライフスタイルに応じて、老化時計（生物学的年齢）は早まったり、遅くなったりすることが明らかになりました**。

また、**病気の遺伝的リスクと運動の関係もわかってきています**。中年期から高齢期に多く発症する生活習慣病は、遺伝素因が関わっていることはすでによく知られていますが、日常的によくからだを動かして心肺体力を一定のレベルまで高めると、たとえ脂質異常症の一指標である血中トリグリセリド（中性脂肪）を増加させるような、ネガティブな遺伝素因をもっていても、その影響を最小限に食い止められることが明らかになったのです。

これらの他にも、本書では、早稲田大学スポーツ科学学術院で行われてきた健康科学研究の成果を中心として、ミドル〜シニア層の読者の方々が、運動や食事、生活習慣による健康づくりの重要性を理解し、実践に結びつけられるように、興味深いエビデンスを数多く紹介しています。また、健康づくりに関する細胞レベル、分子レベルからみたメカニズムなどに関しても、動物実験データをもとに紹介しています。

本書で紹介しているデータは、実際にミドル～シニア層の日本人を対象とした研究によって得られたものであり、そのエビデンスは日本人の健康寿命を延ばすために活用しうる貴重なものだと自負しています。

「人生100年時代」といわれる現在、ミドル層の方々には、本書を通じて、多忙な生活のなかに健康科学を取り入れるヒントをぜひ得ていただけたらと願っています。そして、私と同じシニア層の方々にとっては、ミドルの頃と同じくらい元気に、自分らしく、これからを過ごしてもらうための一助になれば幸いです。

まずは、あなたの健康寿命の長さはどのように決まっているのか、エビデンスにもとづいて解説していきましょう。

健康寿命と身体の科学　目次

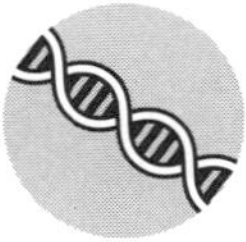

第2章

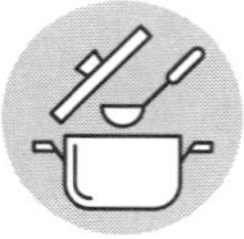

第3章

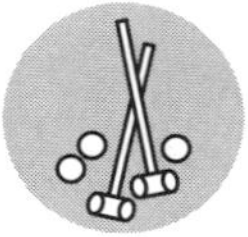

第4章
一生続けられる「科学的トレーニング」
——メタボとロコモを防ぐ運動法　133

第1章

健康寿命はどのように決まるのか

――「年を取っても元気な人」を科学する

1-1

「健康寿命」とはなにか？

超高齢社会ニッポン

世界保健機関（ＷＨＯ）の定義によれば、「高齢化社会」とは65歳以上のシニアの人口（高齢化率）が７％に達した社会をいい、それが14％に達すると「高齢社会」となり、さらに21％に達すると「超高齢社会」といわれるようになります。

日本においては、すでに１９９５年には高齢社会になっており、２０１０年には超高齢社会になっています（図１－１）。そして、２０１９年の調査では、65歳以上のシニア人口は３５８８万人を超え、高齢化率も28％と過去最高となりました。

その後もシニア人口は増え続け、少子化とあいまって、シニアの人口比率は上昇の一途をたどっています。２０２５年は、「団塊の世代」のすべてが75歳以上になる年です

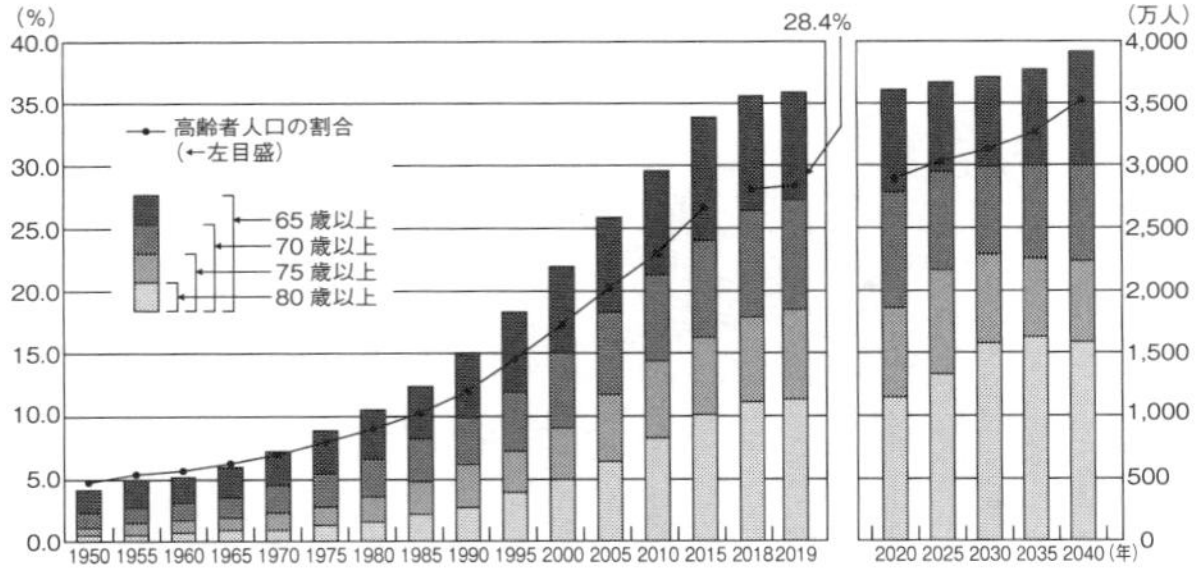

図１－１　高齢者人口および割合の年次推移

（出典）総務省統計局

ので、「後期高齢者」のシニア層が急増することになります。高齢化率も30％に近づくと見込まれています。さらに、２０４０年には35％に達するという推計も出ています。

これらの人口動態データをみると、日本の近未来は活力がなく、負担ばかりが重くのしかかる社会を想像してしまうことでしょう。しかし、現実は思いのほか明るいかもしれません。

日本人シニアはとても元気

実際のところ、日本人の体力は、20年前にくらべて見違えるほど向上し、特に今は、シニア世代がとても元気です。

シニア世代の元気ぶりは、統計データからも明らかになっています。図１－２に示されているよ

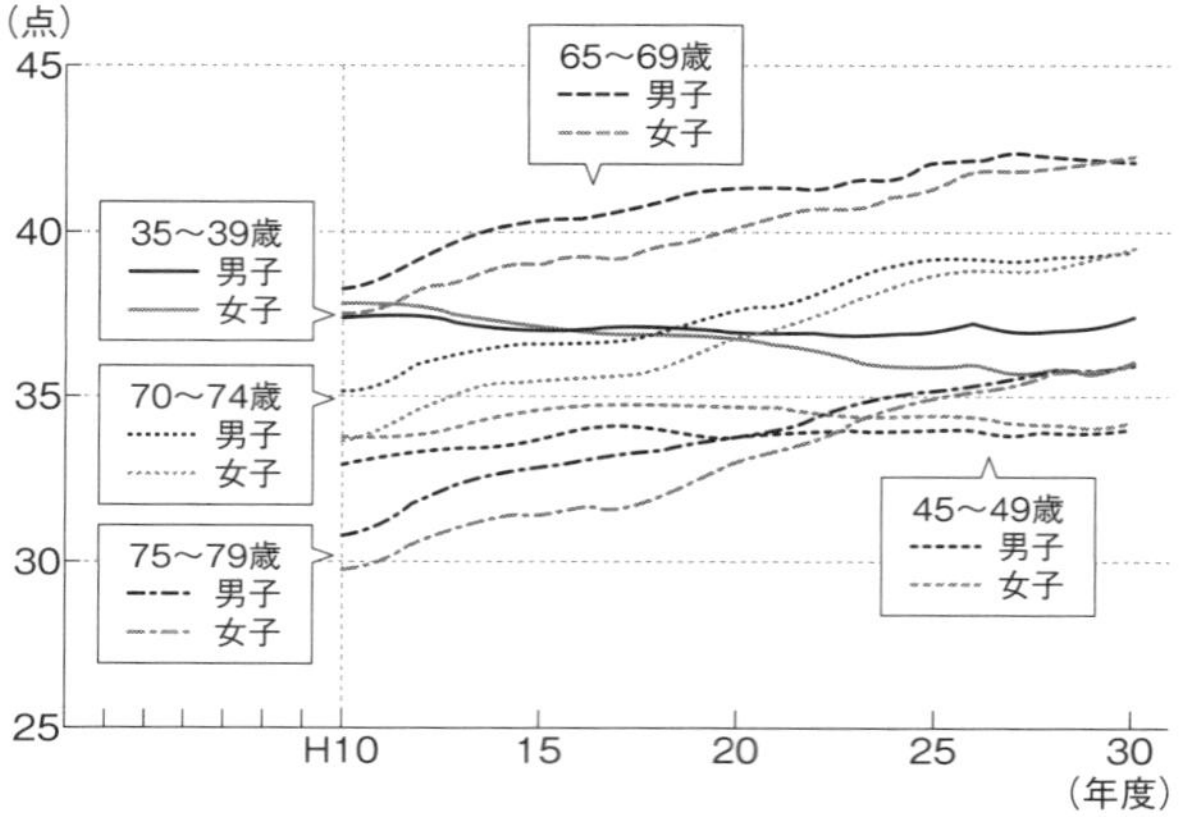

図1－2　新体力テストの合計点の年次推移
（出典）スポーツ庁：平成30年度体力・運動能力調査結果の概要

うに、「新体力テスト」の合計点の年次推移をみると、過去10年間で、30歳代後半の女性と40歳代後半の男性の体力は低下傾向にあるにもかかわらず、**65～79歳の年齢層では、男女ともに右肩上がりに向上しています。**それには、「運動習慣のあるシニア」が増加していることも関係しています。

厚生労働省の定義によれば、**週に2回以上、1回30分以上の運動・スポーツを1年以上実践している人々を「運動習慣あり」としています**（この本をお読みのあなたは当てはまるでしょうか？）図1－3は、各年代別の「運動習慣あり」とされる人々の割合を示

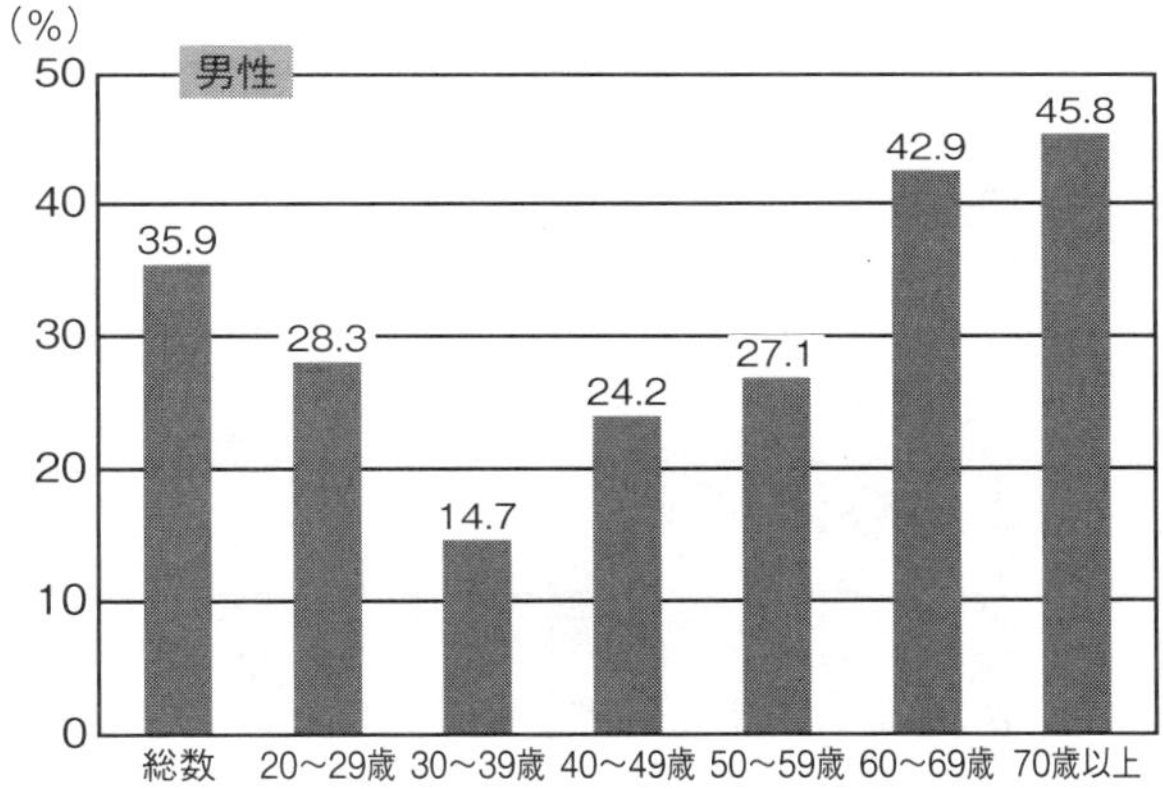

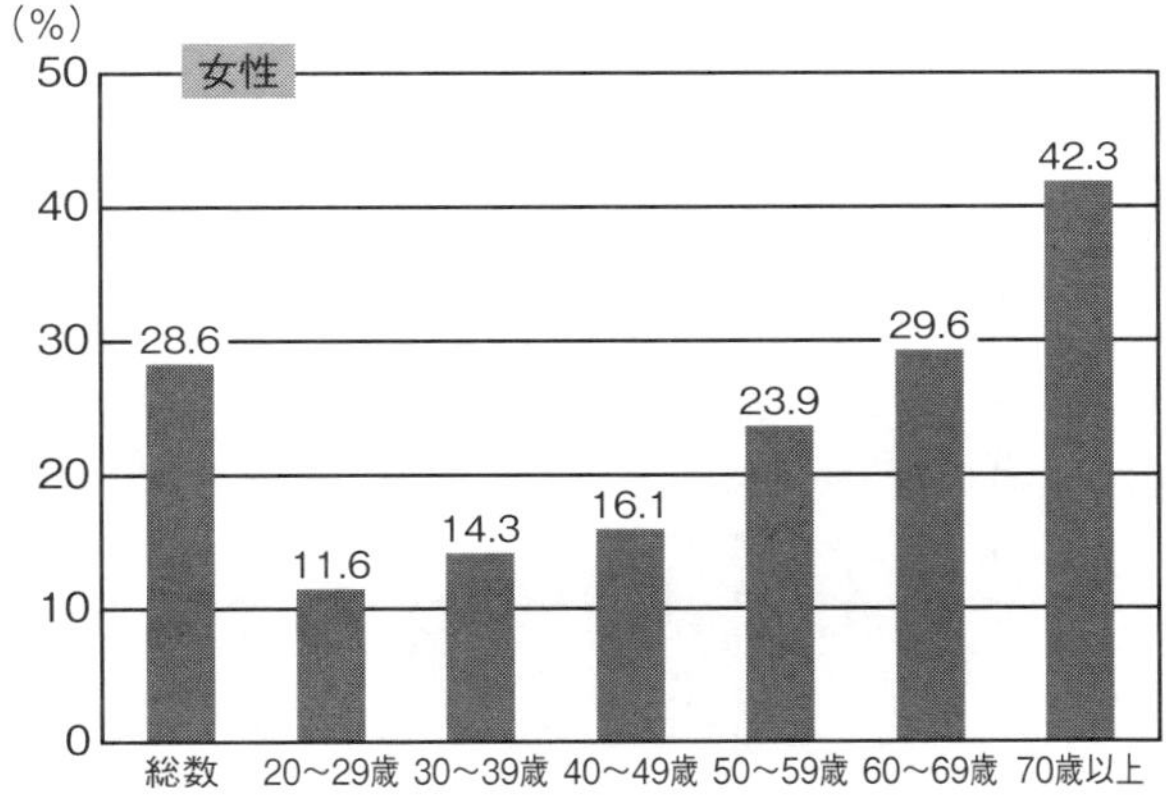

図1－3　男女別・年齢別にみた運動習慣のある人の割合
(出典)厚生労働省：平成29年国民健康・栄養調査

しています。この図からも、シニア層に運動習慣者が多いことがわかります。時間的な余裕や、健康意識の高さが、その理由と考えられます。

日本のシニア層が元気であることは、寿命の長さからも明らかです。わが国の寿命（0歳児平均余命）は世界的にみてトップクラスであり、「人生100年時代」の到来も間近といわれています。そして、本書のテーマである「健康寿命」も世界一となっています。次に詳しく見ていきましょう。

「平均寿命」と「健康寿命」は何が違う？

そもそも、平均寿命とは「0歳児平均余命」のことです。誕生した子どもが、これから平均で何年生きるかを示しており、令和4（2022）年簡易生命表によれば、男性で81・05歳、女性で87・09歳となっています。

一方、「健康寿命」は、2000年にWHOによって提唱された新しい健康指標で、**「健康上の問題で日常生活が制限されることなく生活できる期間」**と定義されています。これは、日常生活動作が自立し、健康で過ごせる期間のことを指しています。平均寿命に対する健康寿命の割合が高いほど、寿命の質が高いと評価され、結果として、医

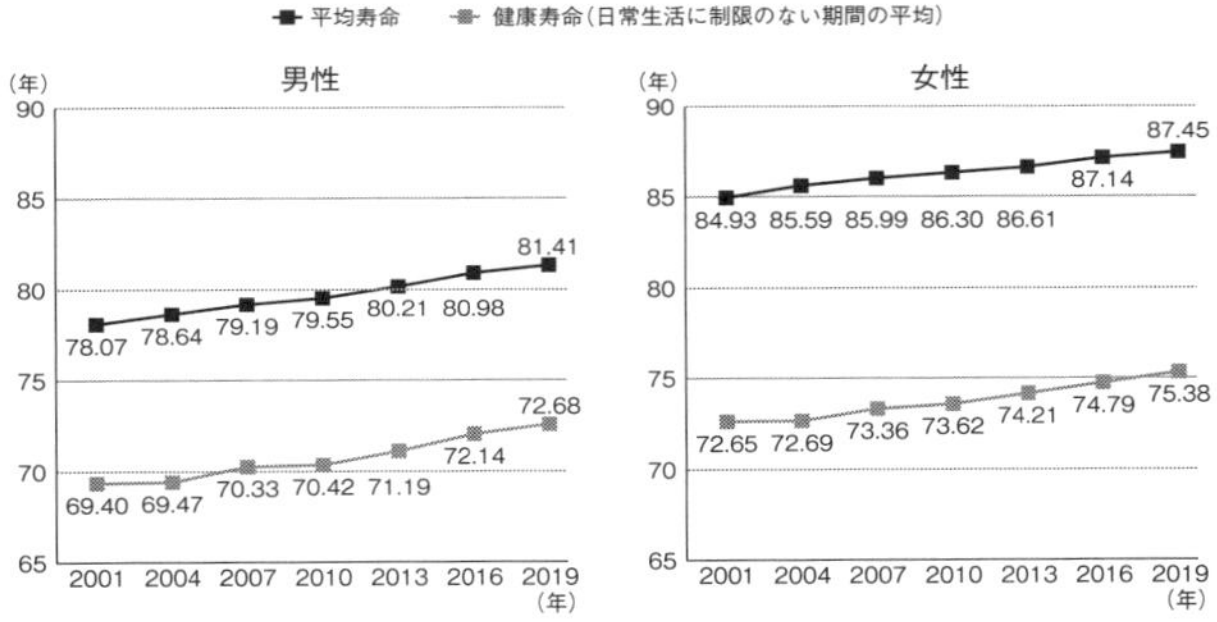

図1－4　平均寿命と健康寿命の年次推移
（出典）厚生労働省：健康寿命の令和元年値（e-ヘルスネット）

療費や介護費の削減に結びつくと考えられています。

　図1－4は日本の「平均寿命」と「健康寿命」の年次推移を示しています。平均寿命、健康寿命のいずれもが、この20年間で延伸してきていることがわかります。

　しかし一方で、この図には深刻な問題も露《あらわ》になっています。それは、「平均寿命」と「健康寿命」のあいだに大きな差があることです。

　平均寿命と健康寿命の差は、「日常生活に制限のある〝不健康な期間〟」の長さに等しいといっていいでしょう。令和元（2019）年の調査において、男性では8・73年、男性よりも平均寿命が長い女性では12・06年となっています。これは無視できない数字ではないでしょうか。**「健康寿命」が尽きた後、10年ほどの長い「不健康な期間」を過ごさざるをえない人が、男女ともにとても多い**というのが現実なのです。

健康寿命にも「ランキング」がある

わが国では、健康寿命の算出に主観的な質問内容が用いられており、健康な状態とは「日常生活が自立していること」であると規定されています。その定義からして、「自立寿命」と呼んだほうが適切かもしれません。ともあれ、一般に「健康寿命」として割り出される数値は、行政をはじめ、さまざまな場で用いられています。

いくつかの地方自治体では、「65歳健康寿命」というものが設定されています。65歳健康寿命は、65歳の人が何らかの障害のために日常生活動作が制限されるまでの年齢を平均的に表したものです。介護保険制度においては、要介護度が「要支援1」から「要介護5」まで細かく分類されていますが、65歳健康寿命における「健康寿命が尽きた」との判定には、要介護度が「要介護2」の認定を用いています。たとえば、令和4（2022）年の東京都西東京市の場合、65歳健康寿命（要介護2以上）は、男性が83・3歳で、女性が85・9歳となっていました。裏返せば、「要支援1」から「要介護1」と認定されている高齢者は、まだ「健康寿命が尽きていない」と判定されているということになります。

このように、一概に「健康寿命」といっても、表している状態の幅はとても広いことがおわかりいただけるかと思います。そこで、健康寿命のバリエーションをよりはっきり理解してもらうために、筆者独自の区分を考案しました。健康寿命をわかりやすくイメージしてもらうことを意図し、ランキング形式にしています。

S：動楽寿命を楽しむ（楽しくからだを動かしている）
A：元気寿命を保つ（元気にしている）
B：自立寿命を保つ（自立している）
C：健康寿命が尽きそう（要支援1～要介護1）
D：健康寿命が尽きた（要介護2以上）

先述したように、健康寿命の考え方は、Bの「自立寿命」に近いです。「自立寿命」のキープはいくつになっても目標にすべきですが、願わくば、さらに上の「動楽寿命」

「元気寿命」（これらも筆者オリジナルの用語です）を長く保ちたいものです。

厚生労働省は、２０４０年までに健康寿命を男女とも75歳以上にするという「健康寿命延伸プラン」を掲げています。元気に生活を送ることができれば、自分がやりたいことが何でもできてさらなる長寿につながるという、好循環に結びつきます。からだを動かすこと自体を楽しむ「動楽」の状態をキープすることができたなら、健康寿命を全うできている幸福な老後、いわば「**サクセスフル・エイジング**」といえるのではないでしょうか。

目指すなら、「アンチ・エイジング（抗老化）」よりも「サクセスフル・エイジング（幸老化）」のほうがずっといい、というのが筆者の持論です。

1-2 健康寿命の正体は「体力」

それでは、健康寿命を最大限延ばして「サクセスフル・エイジング」を達成するため

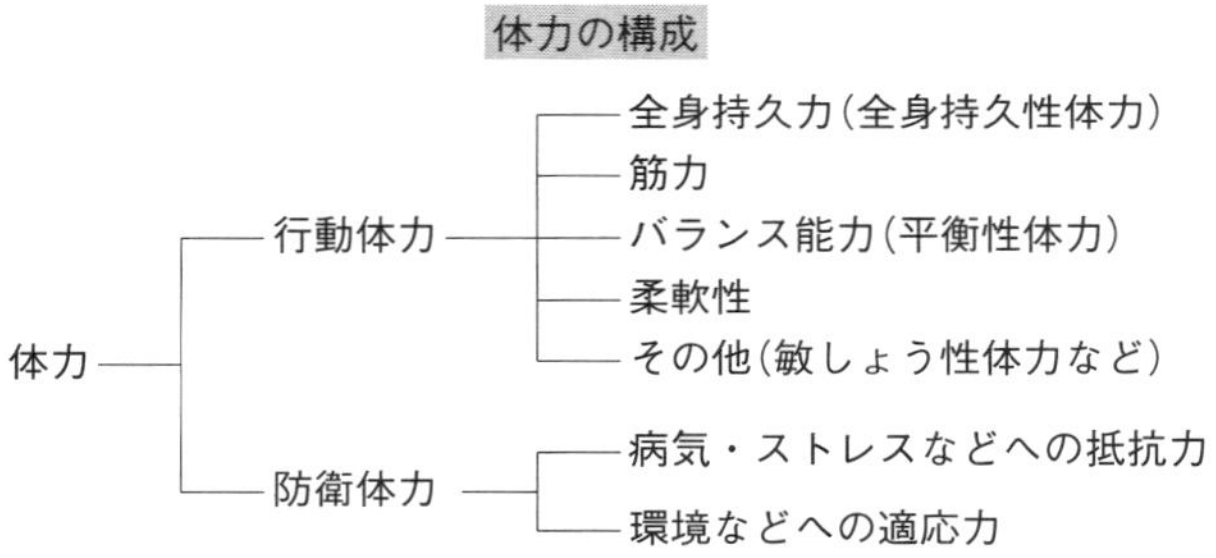

図1－5　体力の構成要素
（出典）樋口満『体力の正体は筋肉』集英社新書、2018

には、一体どのような取り組みが有効なのでしょうか。結論からいえば、冒頭でもお話しした**「体力」の向上が最も重要です。**

そもそも「体力」とは何を指しているのでしょうか。図1－5は、体力の構成要素を示しています。体力は「**行動体力**」と「**防衛体力**」に分けることができ、行動体力には**全身持久力**、**筋力**、**バランス能力**、そして**柔軟性**などがあります。一般的には、体力といえば行動体力を指します。体力は、何事にも積極的に取り組もうという「気力」と、知性を働かせる「知力」と一体となって、心身の健康を保持していきいきと豊かに暮らしていくのに欠かせないものです。

体力のうちで、中年期（ミドル・エイジ：40

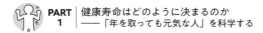

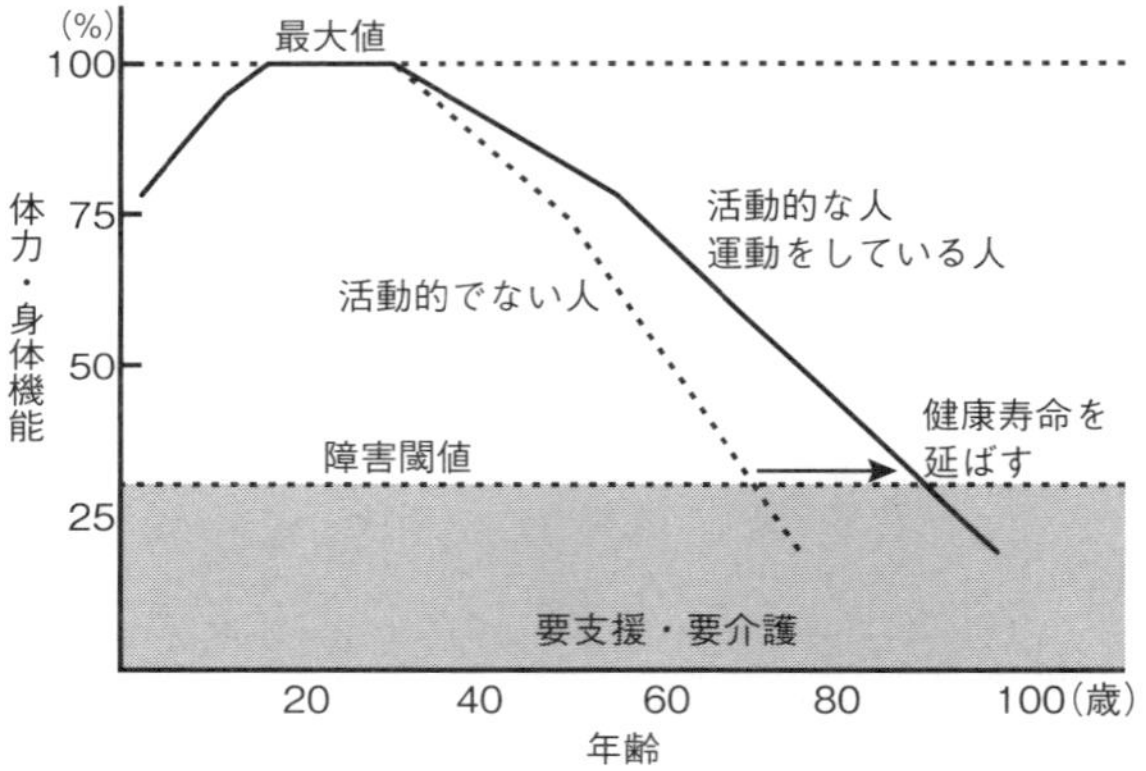

図1－6　体力・身体諸機能の加齢変化

（出典）健康・体力づくり事業財団：健康運動指導士養成講習会テキスト（下）、2015年をもとに作成

～64歳）から高齢期（シニア・エイジ：65歳～）における健康づくりで最も注目したいのが、「**全身持久力**」と「**筋力**」です。

「全身持久力」は、全身のさまざまな筋肉を使って、運動をどれだけ長く続けられるかの能力です。筋肉が長時間活動するには、酸素を体内に取り入れるために心臓や肺の機能（呼吸循環機能）も大きく関係していることから、「**心肺体力**」ともいわれています（以下では、表記を「心肺体力」に統一します）。

「筋力」は、筋肉（からだを動かす骨格筋）が発揮する力のことです。おおむね、筋肉量に比例しています。

図1－6は、体力・身体諸機能の加齢変化を示しています。年齢（暦年齢、あるいは実年齢）が進むとともに、私たちの体力が衰えること（身体諸機能の低下）は避けられません。この図からわかるように、加齢に伴う身体機能の低下には個人差があります。**「活動的な人」はその低下が緩やかで、座りがちな生活をしている「活動的でない人」はやや急になっています。**

体力は10年ごとに1割減っていく

心肺体力の指標としては、「最高酸素摂取量（VO_2peak）」や「最大酸素摂取量（VO_2max）」がよく用いられています。名称の「V」は「量（Volume）」、「O_2」は「酸素」に由来します。VO_2peakとVO_2maxは、生理学的に厳密に定義すれば同一の指標ではないですが、ほぼ同じだと思っていただいてよいでしょう。単位は「mL／kg／分」で表します。「1分間で体重1kg当たり○○mLの酸素を消費している」という意味です。

図1－7は「健康づくりのための身体活動・運動ガイド」（厚生労働省、2023）に公表された日本人の性・年代別の心肺体力の推定標準値です。先述のVO_2peakととも

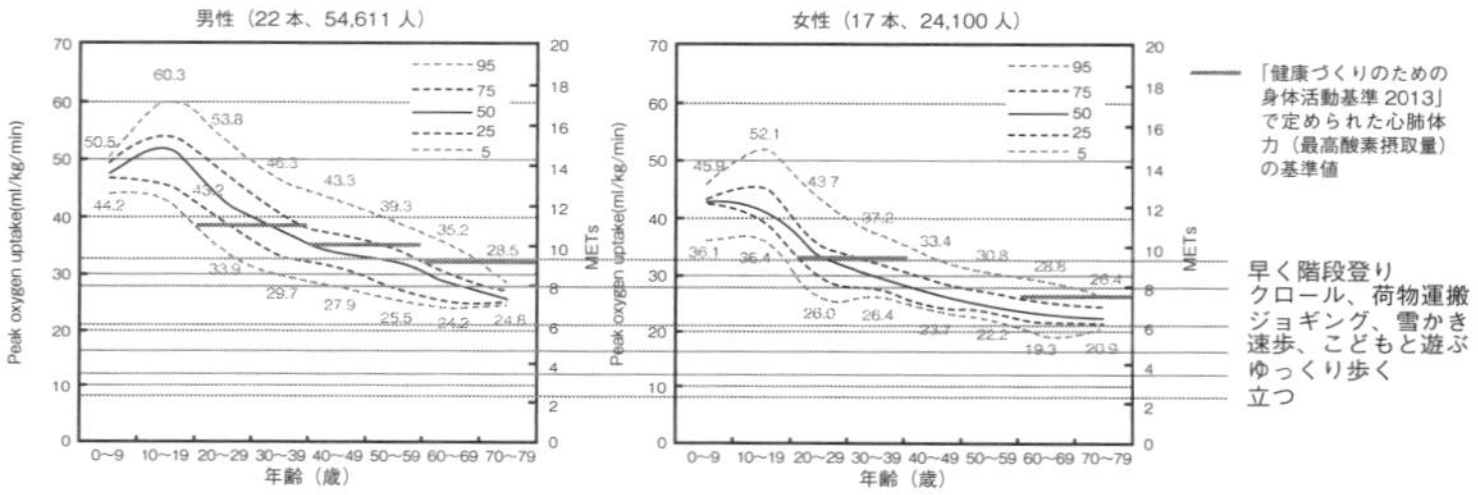

図１－７　性・年代別の心肺体力（最高酸素摂取量）の推定標準値
（出典）厚生労働省：健康づくりのための身体活動・運動ガイド2023

表１－１　性・年代別の心肺体力（最高酸素摂取量）の推定平均値（単位：mL/kg/分）
（出典）厚生労働省：健康づくりのための身体活動・運動ガイド2023

- 心肺体力は自転車エルゴメーターやトレッドミルでの最大漸増負荷試験中の呼気ガス分析で実測する。
- ２～３段階の最大下運動負荷試験中の強度と脈拍数の関係と最高心拍数から推定できる。
- 20mシャトルランや６分間歩行などのフィールドテストの結果から推定できる。
- ウェアラブルデバイスを用いて推定することができる。

	10～19歳	20～29歳	30～39歳	40～49歳	50～59歳	60～69歳	70～79歳
男性	51.2	43.2	37.2	34.5	31.7	28.6	26.3
女性	43.2	33.6	30.6	27.4	25.6	23.4	23.1

表１－２　性・年代別の心肺体力（最高酸素摂取量）の推定平均値（単位：METs）
（出典）厚生労働省：健康づくりのための身体活動・運動ガイド2023

- 表のメッツ値の強度の運動あるいは生活活動を約３分間継続できた場合、心肺体力の基準を満たすと考えられる。
- メッツ値を3.5倍することで最高酸素摂取量（単位：mL/kg/分）の基準値に換算することが可能である。
- 10～19歳の値は死亡や疾患発症のリスクとの関係が明確でないため参考値とする。

※2013の欄内は、「健康づくりのための身体活動基準2013」で示された基準値

	10～19歳	20～29歳	30～39歳	40～49歳	50～59歳	60～69歳	70～79歳
男性	14.5（参考値）	12.5	11.0	10.0	9.0	8.0	7.5
2013	なし	11.0	11.0	10.0	10.0	9.0	なし
女性	12.0（参考値）	9.5	8.5	7.5	7.0	6.5	6.0
2013	なし	9.5	9.5	8.5	8.5	7.5	なし

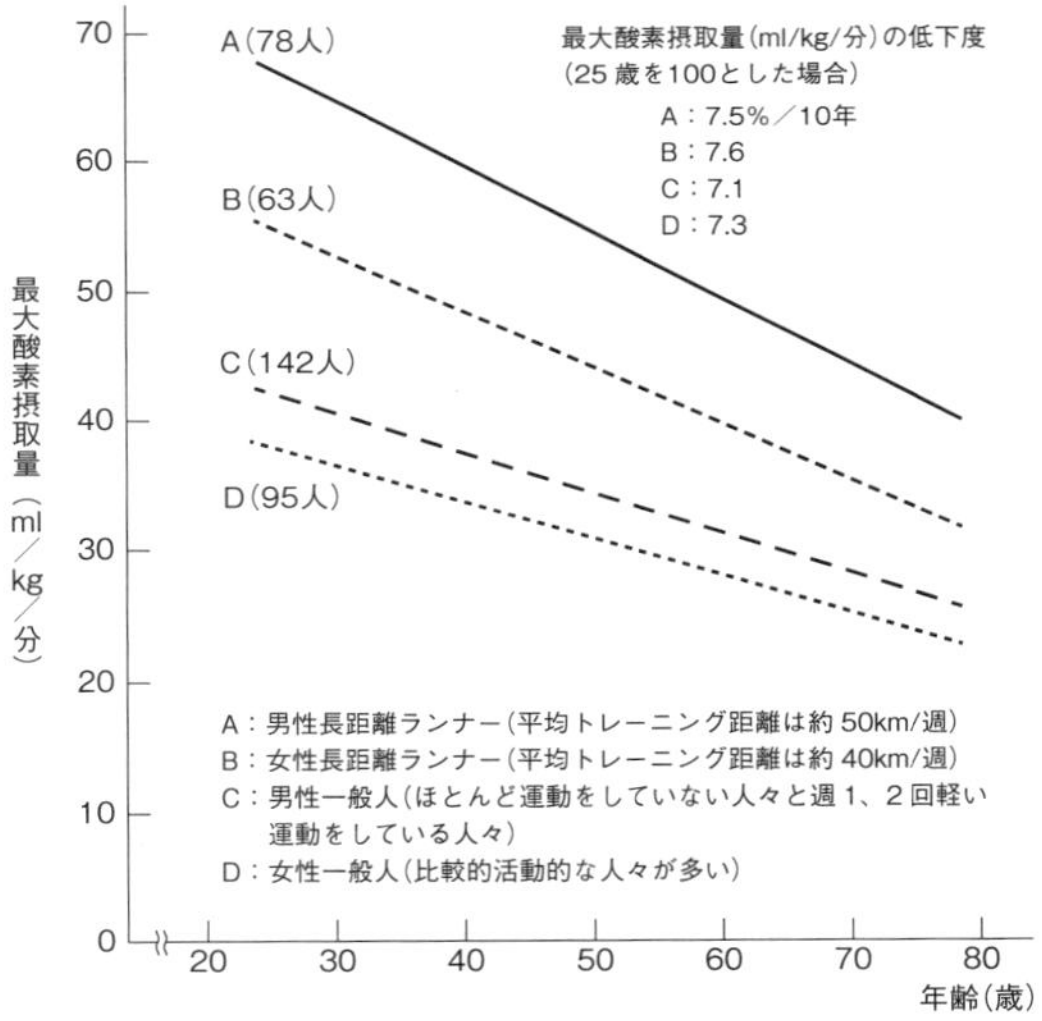

図1－8　加齢に伴う最大酸素摂取量の変化
（出典）樋口満『アクティブ・エイジング』、2021

に、METs（**メッツ**）という指標が用いられています。メッツは"metabolic equivalents（代謝当量）"の略で、「運動強度（運動の強さ）」を示します。「1メッツ」は「酸素摂取量：3・5mL／kg／分」に相当します。

表1－1はVO_2peak、そして表1－2はメッツに換算した心肺体力の性・年代別の推定平均値を示しています。たとえば、私と同じ70代男性のVO_2peakの推定平均値は、7・5メッツ（26・3mL

／kg／分）となっています。

図1－8は、以前に私たちが測定した体力調査のデータです。日常的にかなりハードなトレーニングを積んでいる陸上長距離ランナーでも、運動習慣のない人々でも、心肺体力の低下は、10年あたりでおよそ7％程度という数字が出ています。**加齢に伴う身体諸機能の低下は、25歳をピークとして、平均しておよそ10年あたり5～10％のペースで進む**と見積もられています。

生理的老化と病的老化

大なり小なり、誰にでもみられる加齢に伴う身体機能の低下は、「**生理的老化**」といわれています。先ほどお話しした持久性パフォーマンスや心肺体力の低下も、生理的老化の標準的なプロセスということができます。

一方、心筋梗塞や脳卒中、がんなどの重篤な病気をしたことにより、急激に身体機能が低下することもあります。これは「**病的老化**」といわれています。

病的老化が一時的にみられても、適切な治療が行われ、その後のリハビリ（機能回復）が順調になされれば、低下した身体機能を以前のレベルにまで戻すことができる能力が人体には備わっています。これは「**レジリエンス（逆境からの復元力）**」といわれています。

対して、生理的老化は誰しも避けられないものですが、不活動な生活を続けていれば、高齢期の比較的早い年齢において、身体諸機能が「障害閾値《いきち》（障害が生じる境目となる値）」より下がって要支援・要介護のレベルになり、健康寿命が尽きてしまう可能性が高くなってしまいます。

本当は怖い運動不足

運動不足がもたらす身体機能の低下は、ミドル・シニア層にとって重大な問題です。**日本では、身体活動・運動の不足は、喫煙、高血圧に次いで、非感染性疾患による死亡に対する3番目の危険因子であることが示唆されています**（図1-9）。

運動が足りないと、消費エネルギー量が減少するため、肥満が起こりやすくなります。とりわけ、内臓脂肪型肥満では、高血糖や高血圧、脂質異常が起こりやすくなるので要注意です。

内臓脂肪の蓄積を必須項目、高血圧や高血糖、脂質異常を選択項目として判定される

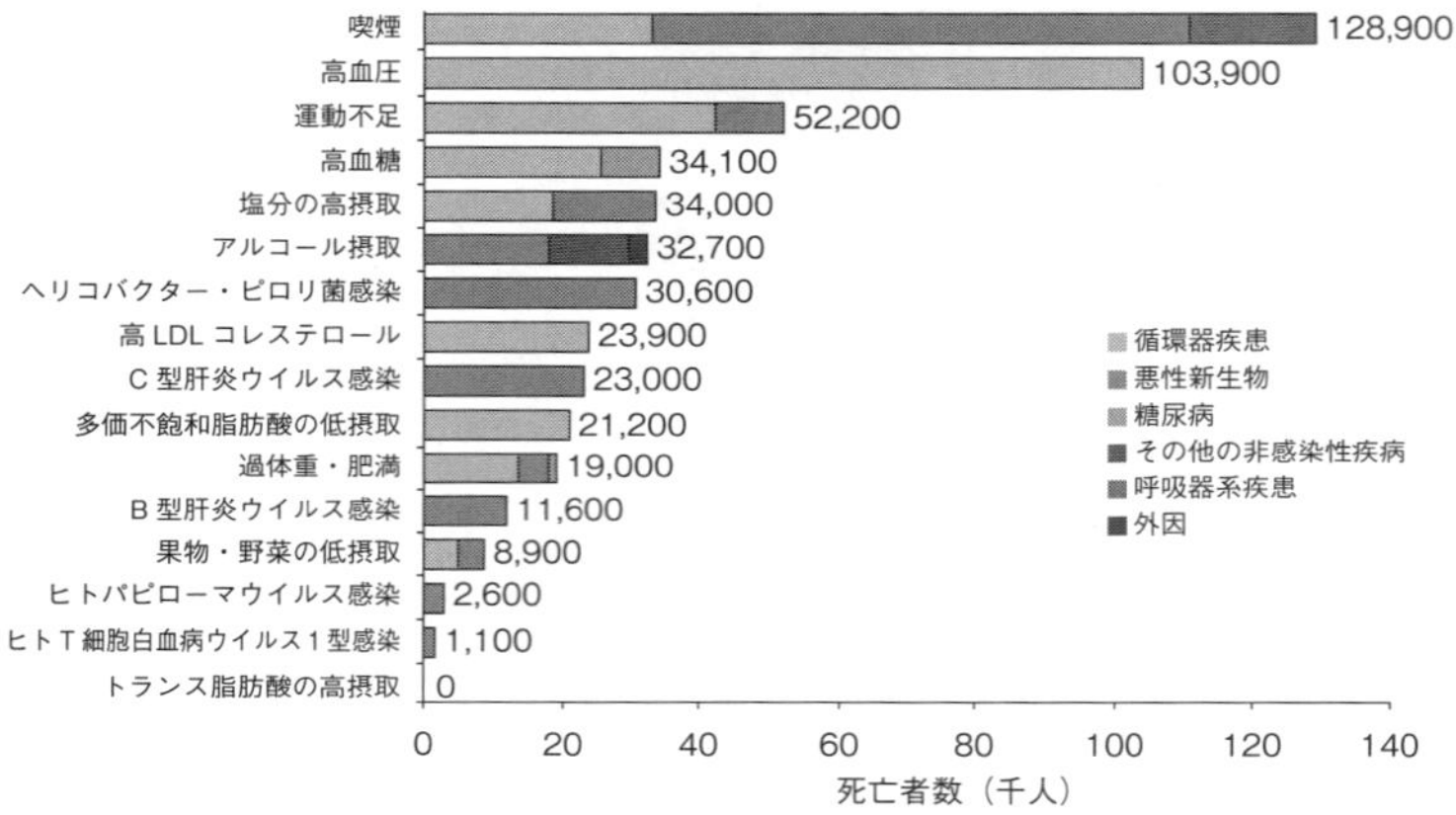

図1－9　2007年の日本における危険因子に関連する非感染性疾患と外因による死亡数
（出典）Ikeda et al.: PLos Med. 2012

複合リスクの病態が「**メタボリックシンドローム（メタボ）**」です。放っておけば、脳卒中や心筋梗塞、糖尿病、腎不全などを招きます。

「運動器症候群」とも称される、運動器の障害のために移動機能が低下した状態が「**ロコモティブシンドローム（ロコモ）**」です。**ロコモが進行すると、介護が必要になるリスクが格段に高くなります。**ロコモ度テストを用いた住民調査の結果から、ロコモが疑われる人は日本国内に４５９０万人いると推定されています。

さらに、**身体活動と健康とのつながりで近年注目されているのが、「ミトコン**

ドリア」です。ミトコンドリアは細胞の中にある小器官で、酸素を使って糖や脂肪を燃焼させて活動するためのエネルギーをつくり出すという、いわゆる「発電所」の機能を有しています。運動が不足すると、筋肉細胞内のミトコンドリアの数の減少とともに、その性能が低下していきます。そのため、糖や脂肪を燃焼させるときに酸素をうまく利用できなくなり、「活性酸素」の発生増加がみられるようになります。活性酸素については、のちに詳しく説明したいと思います。

どのくらい運動すればいいの？

運動不足の怖さについてお伝えしましたが、それでは一体どのくらい運動すればいいんだ、と疑問に思われた方もいるかもしれません。

そこで、信頼できるガイドラインをひとつご紹介しましょう。身体活動・運動分野の取り組みを推進するために、最新の科学的知見を取り入れて厚生労働省が作成した、「健康づくりのための身体活動・運動ガイド２０２３」です。

図1－10は身体活動の種類を示しています。日常生活において、安静にしている状態よりも多くのエネルギーを消費する骨格筋の収縮によって生み出されるすべての活動を

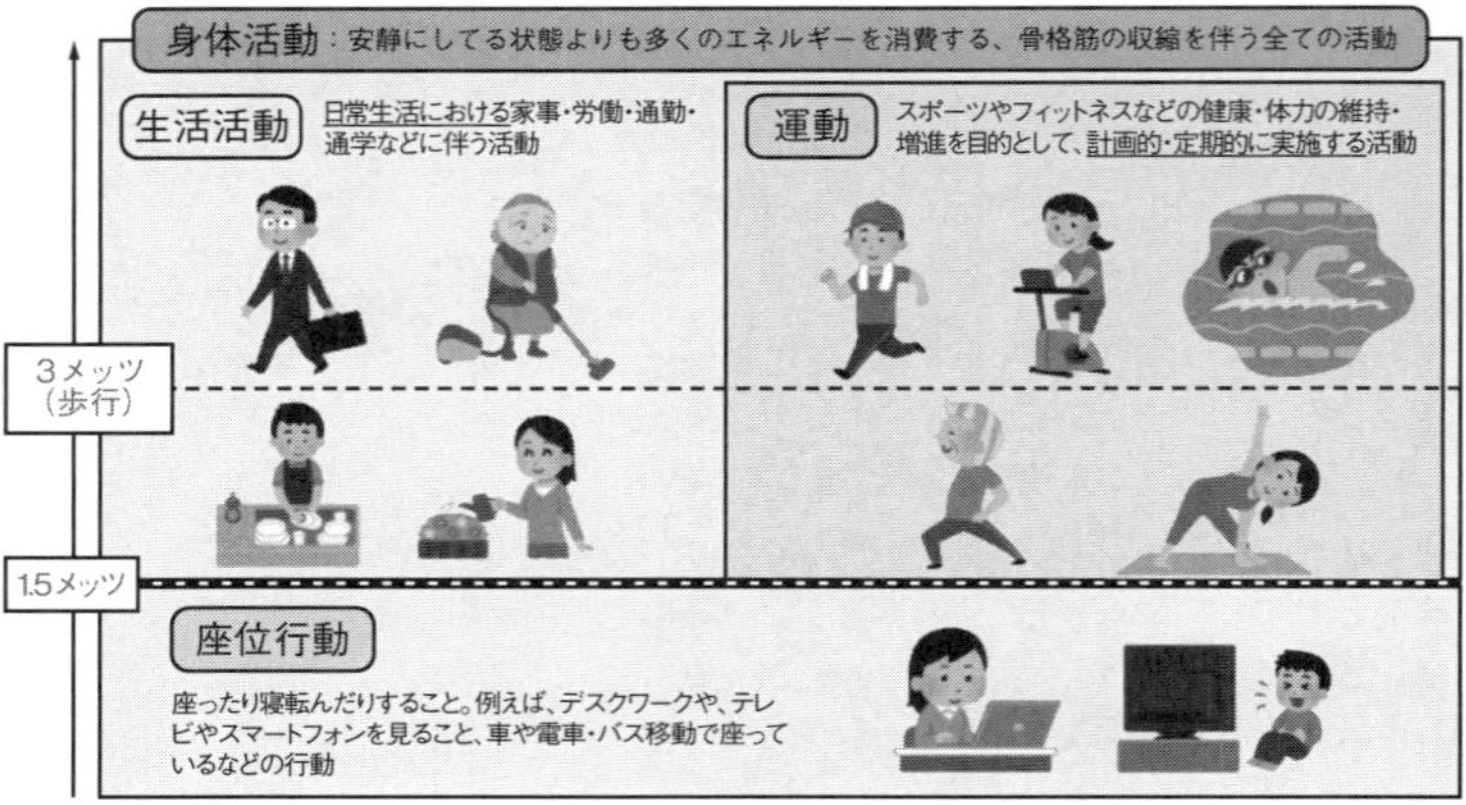

図１－10　身体活動の概念図
（出典）厚生労働省：健康づくりのための身体活動・運動ガイド2023

総じて「身体活動」といい、それは「生活活動」と「運動」に大きく分けられます。「生活活動」は日常生活における家事・労働・通学などに伴う活動です。一方、「運動」にはスポーツやフィットネスなど、体力の維持・増進を目的として、計画的・定期的に行われるさまざまな活動が含まれます。また、「座位行動」とは、座位や臥《が》位《い》の状態で行われるすべての覚醒中の行動です。たとえば、デスクワークや、座ったり寝ころんだ状態でテレビやスマートフォンを見ることなどが含まれます。

ちなみに、さまざまな身体活動は、その強度をもとにして区分されています。イスに座って安静にしている状態でのエネルギー代謝量を「1メッツ」として、それぞれの身体活動におけるエネルギー代謝量で強度を表します。

たとえば、日常生活で、普通に歩くとき（普通歩行）の強度は「3メッツ」、速く歩くとき（速歩）の強度は「4メッツ」というように表します。さらに、運動としてジョギングやスイミングをするときの強度は「6メッツ」などと表します。なお、座位行動は「エネルギー消費が1・5メッツ未満の行動」と定義されています。

「1・5メッツ以上で3メッツ未満の生活活動」は低強度身体活動（LPA）に区分され、「3メッツ以上6メッツ未満の身体活動」を中強度身体活動（MPA）、さらに「6メッツ以上の運動・スポーツ」が高強度身体活動（VPA）に区分されます。

日常の身体活動はさまざまな強度で一定時間持続して行われますので、「身体活動強度」と「継続時間」を掛け合わせて「身体活動量」が求められます。たとえば、3メッツの普通歩行を1時間行えば、3メッツ・時となり、6メッツでジョギングを30分間（1／2時間）しても、3メッツ・時となります。この「メッツ・時」を単位として、日常の身体活動量と死亡率や生活習慣病との関連について、これまでに国内外で多くの研究が行われてきたのです。

全体の方向性	個人差を踏まえ、強度や量を調整し、可能なものから取り組む 今よりも少しでも多く身体を動かす		
対象者[※1]	身体活動		座位行動
高齢者	歩行又はそれと同等以上の （3メッツ以上の強度の） 身体活動を1日40分以上 （1日約6,000歩以上） （＝週15メッツ・時以上）	**運動** 有酸素運動・筋力トレーニング・バランス運動・柔軟運動など多要素な運動を週3日以上 【筋力トレーニング[※2]を週2～3日】	座りっぱなしの時間が長くなりすぎないように注意する （立位困難な人も、じっとしている時間が長くなりすぎないように、少しでも身体を動かす）
成人	歩行又はそれと同等以上の （3メッツ以上の強度の） 身体活動を1日60分以上 （1日約8,000歩以上） （＝週23メッツ・時以上）	**運動** 息が弾み汗をかく程度以上の （3メッツ以上の強度の） 運動を週60分以上 （＝週4メッツ・時以上） 【筋力トレーニングを週2～3日】	
こども （※身体を動かす時間が少ないこどもが対象）	（参考） ・中強度以上（3メッツ以上）の身体活動（主に有酸素性身体活動）を1日60分以上行う ・高強度の有酸素性身体活動や筋肉・骨を強化する身体活動を週3日以上行う ・身体を動かす時間の長短にかかわらず、座りっぱなしの時間を減らす。特に余暇のスクリーンタイム[※3]を減らす。		

図1－11　身体活動・運動の推奨事項一覧
（出典）厚生労働省：健康づくりのための身体活動・運動ガイド2023

図1－11では、身体活動・運動の推奨事項を対象者別に一覧にして示しています。この図中にも記載があるように、個人差をふまえて、強度や量を調整し、できることから取り組み、今よりも少しでも多く身体を動かすことが推奨されています。そして、より具体的な目標としては、強度が3メッツ以上の有酸素性の身体活動を、週当たりで23メッツ・時以上行うことが推奨されています。**イメージとしては、普通歩行を1日に60分以上行う程度（1日約８０００歩のペースに相当）です**。運動については、強度が3メッツ以上の息が弾み汗をかく程度のトレーニングを週に4メッツ・時以上行うことが推奨されています。

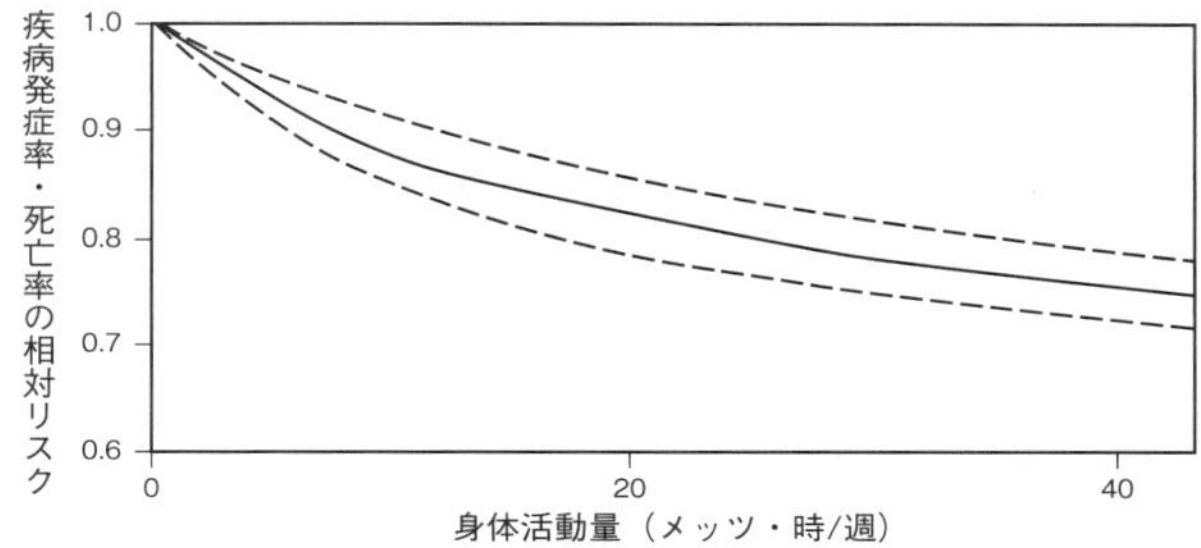

図1－12　身体活動量と疾病発症率・死亡率の相対リスクとの関係

（出典）厚生労働省：健康づくりのための身体活動・運動ガイド2023

死亡率と身体活動量とのあいだには、顕著な関連が認められています（図1－12）。また、総死亡、および心血管疾患発症の相対リスクと筋力トレーニング（筋トレ）の実施とのあいだにも明らかな関連が認められています（図1－13）。さらに、総死亡リスクに対して、筋トレと有酸素性身体活動の組み合わせが効果的であることも明らかになっています（図1－14）。

これらのエビデンスを根拠として、筋トレについては、週に2~3回行うことが推奨されています。筋トレは、先ほど説明した、週あたり4メッツ・時の運動に含めてもよいとしています。なお、座位行動（座りっぱなし）の時間が長くなりすぎないように注意すべきであるということも記載されています。

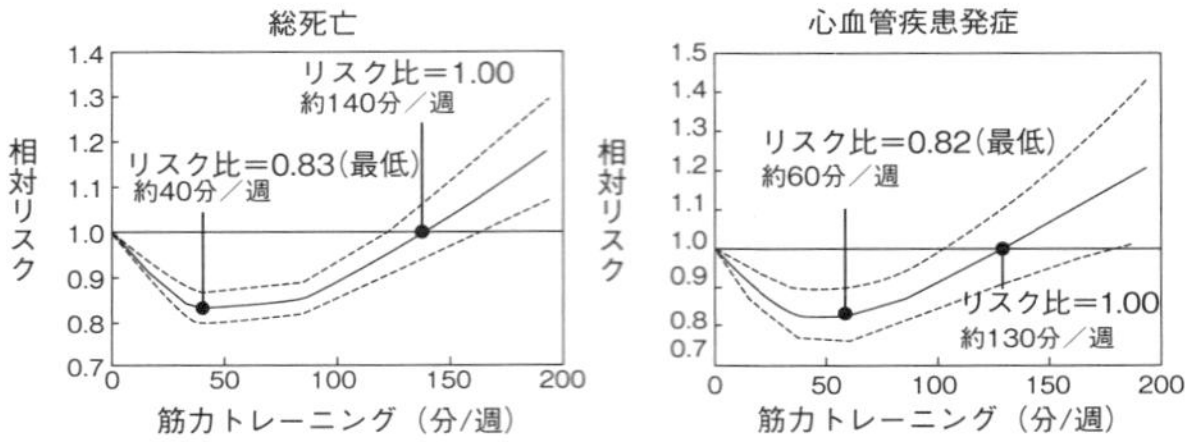

図1－13　筋トレと総死亡および心血管疾患発症リスクとの関係
（出典）厚生労働省：健康づくりのための身体活動・運動ガイド2023

高齢者には、週に15メッツ・時に相当する歩数が推奨されています。**これは1日40分の歩行（約6000歩）に相当します。**一概に高齢者といっても、65～74歳の前期高齢者にくらべて、75歳以上の後期高齢者では、1日に6000歩以上歩いている人々の割合はかなり低下します。さらに、85歳以上では極めて低く、推奨レベルの維持がとても困難になっています。また、国内において、筋トレを実施している人の割合は9～29％であり、年齢別にみると若年者で多く、年齢が上がるとその割合は減少し、60歳以上ではほぼ10％程度と非常に低くなっています。

筋トレと有酸素性の身体活動の組み合わせによって死亡リスクが低減することは、さまざまな研究から明らかです。**シニアには、歩行に代表される有酸素運動に加えて、筋トレやバランス運動を取り入れることが**

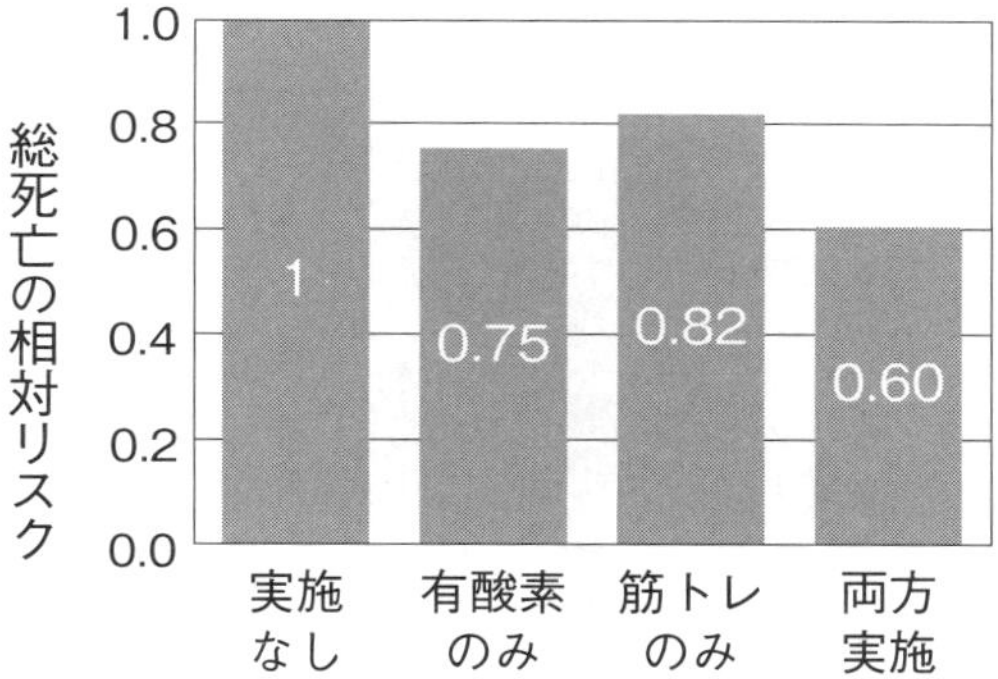

図1－14　総死亡リスクに対する筋トレと有酸素性身体活動の組み合わせとの関係

（出典）厚生労働省：健康づくりのための身体活動・運動ガイド2023

推奨されています。ここで大切なのは、「筋力トレーニング」といっても、バーベルやダンベルなどを使った筋トレでなく、自分の体重（自重）を使って筋トレを行っても効果はあるということです。**さらに、ダンスやラジオ体操など、多様な動きを行う「マルチコンポーネント運動」を週に3回程度行うことも推奨されています。**

ふさわしい健康対策は年齢、性別で異なる

先述のとおり、加齢に伴って身体諸機能はおよそ5～10％／10年のペースで低下していきます。ただ、その進行

度合いにはライフスタイルが大きく影響してきます。

まず大事なのは、「有酸素運動」と「レジスタンス運動」です。先ほども記したとおり、性別・年齢階層を問わず、健康を保持していきいきと生活するためには、心肺体力を高める運動（有酸素運動）と、筋量・筋力を高める運動（レジスタンス運動）の両方が必要であることが、アメリカスポーツ医学会（ＡＣＳＭ）の報告でも明らかにされています。

また、ミドル層（およそ40～64歳）とシニア層（65歳以上）、あるいは男性と女性で、異なる健康課題もあります。**ミドル層ではメタボの予防、そしてシニア層ではロコモによる要介護状態の予防が主たる健康課題にあげられます。**

男性は女性にくらべて腹部脂肪に占める内臓脂肪が多いことから、メタボのリスクが高くなっています。一方、女性にはミドルからシニアへの移行期に、閉経という女性特有のライフイベントによる筋量・骨量の顕著な低下がみられ、サルコペニア（加齢に伴う筋量の減少と筋力の低下）や骨粗鬆症《こつそしょうしょう》などによってロコモに陥るリスクが高くなります。

まとめると、ミドル層においては、男性は女性よりもなお一層メタボを予防すること

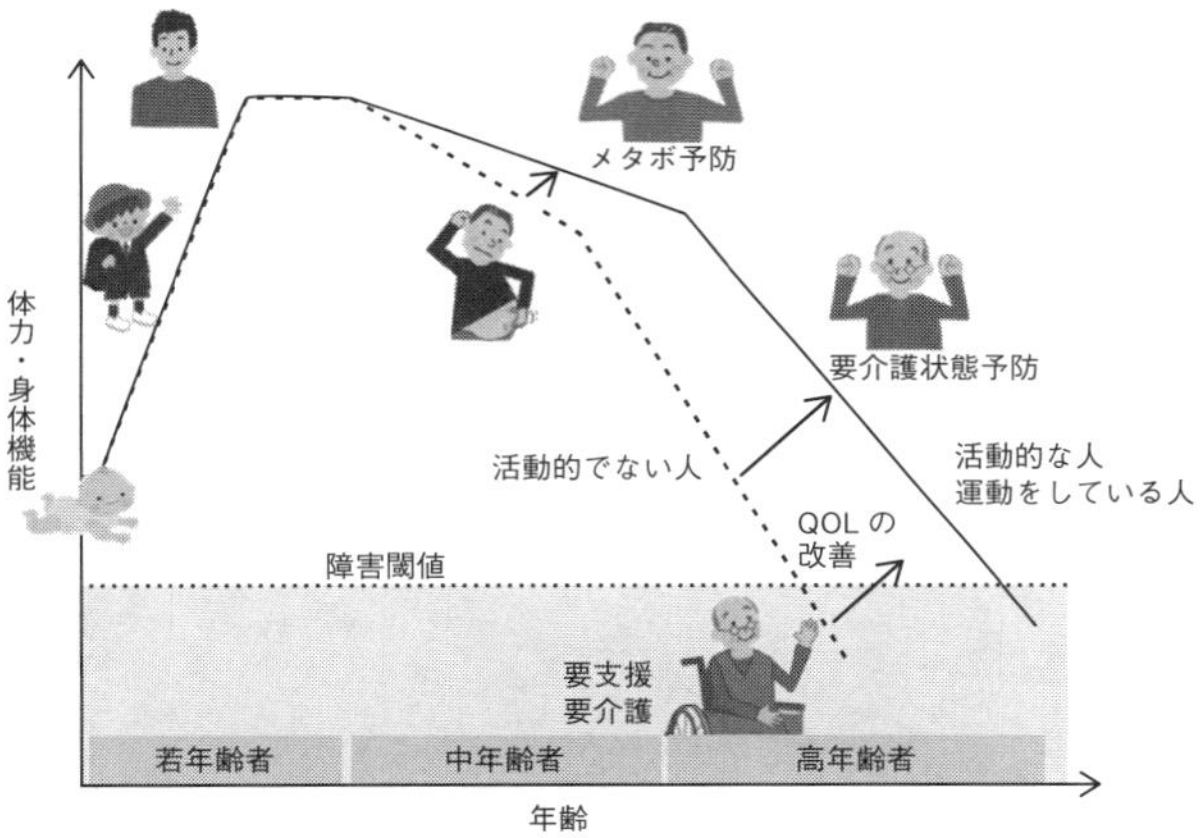

図1－15　各年齢層における身体諸機能の低下抑制におよぼす介入の影響

（出典）WHO提案をもとに筆者ら作成

に注意を払う必要があります。一方、シニア層では、女性は男性よりもなお一層ロコモを予防することに注意を払う必要があるでしょう。

後に詳しく説明するように、メタボ予防やロコモ予防に必須なのは、「運動の習慣化」と「食生活の改善」です。ミドルでもシニアでも、適切なライフスタイルの改善を目指した介入によって、身体諸機能は向上し、それぞれの年齢階層における健康課題も解決の方向にもっていくことが可能です（図1－15）。

身体活動で病気が予防できるワケ

図1−16は身体活動による疾患などの発症予防・改善のメカニズムを示しています。この図に示されているように、多様な身体活動によって、身体のさまざまな部位・器官に適応が起きて、身体には「表現型」として効果が現れます。そして、それによってそれぞれの疾患の発症リスクを低下させるのです。以下では、疾患別に、身体活動による発症予防・改善のメカニズムを示します。

代謝性疾患は、糖尿病や脂質異常症に代表される、体内の栄養素の利用やエネルギー生成に関する病気です。活発な身体活動では、皮下、腹腔内、肝臓、骨格筋などに蓄積された脂肪がエネルギー源として利用されますので、代謝性疾患の発症リスク低減につながります。

もうすこし詳しくお話ししましょう。身体活動は筋収縮を伴います。筋収縮は、GLUT4（糖輸送体4型）の発現や筋細胞膜への移行を通して、糖取り込みを促進します。それとともに、ミトコンドリアの呼吸代謝活性の向上を通してインスリン感受性を改善し、血糖値の上昇を抑えてくれます。さらに、身体活動により縮少した脂肪細胞か

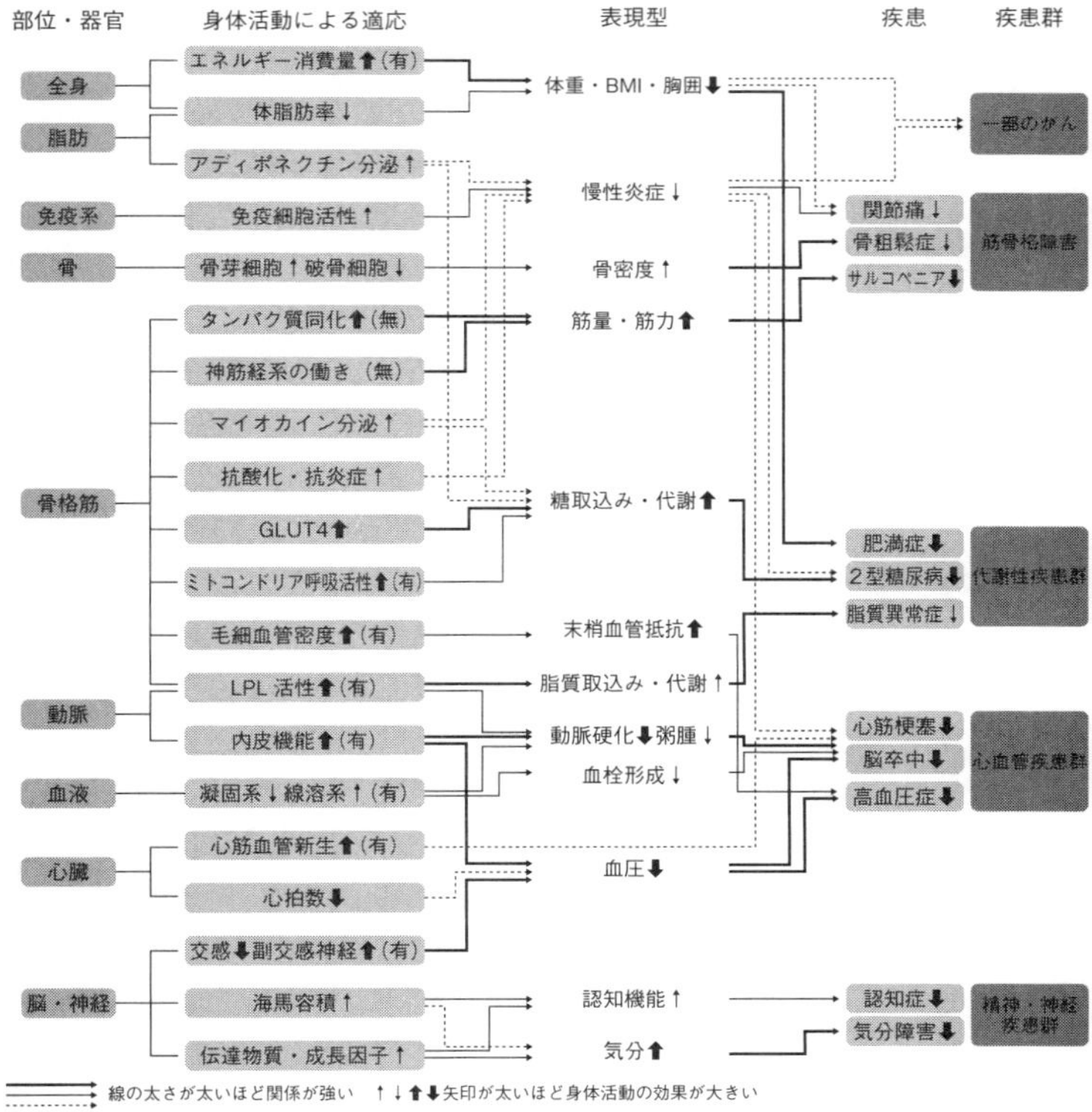

(有)：有酸素性身体活動で顕著な適応がみられる
(無)：無酸素性身体活動、筋トレで顕著な適応がみられる　GLUT 4：糖輸送体 4 型　LPL：リポ蛋白リパーゼ
一部のがんの身体活動による予防効果の機序は不明点が多い

図1－16　身体活動による疾患の発症予防・改善のメカニズム
（出典）厚生労働省：健康づくりのための身体活動・運動ガイド2023

ら分泌されるアディポネクチンもインスリン感受性を改善します。そのため、糖尿病の予防・改善効果が期待できるというわけです。

また、筋収縮や筋血流増加によって、血管内皮細胞のリポ蛋白リパーゼ（ＬＰＬ）が増加します。ＬＰＬが活性化すると、血中の中性脂肪を脂肪酸とグリセロールに分解し、筋への取り込みを促進してくれます。これが、身体活動が脂質異常症の予防・改善につながるしくみです。

続いて、脳卒中や心筋梗塞に代表される**心血管疾患**です。心血管疾患を引き起こす要因のひとつである高血圧には、有酸素運動がとりわけ有効です。そのメカニズムを以下に説明します。

有酸素運動によって、左心室の内腔の拡大や、骨格筋毛細血管の密度の増加といった形態的適応が起こります。それに加えて、自律神経の活動や動脈スティフネス（動脈の硬さの指標）の改善、心拍数や末梢血管抵抗の低下といった機能的適応が誘発されます。こうして、全身の血圧が正常に維持され、高血圧が予防・改善されるのです。

運動器障害は、先述したロコモティブシンドロームのことです。疾患の主な要因は、骨、筋肉、関節などの変形や萎縮・炎症です。身体活動は、骨格筋での抗炎症作用があるマイオカインの産生や免疫細胞の活性化を通して慢性炎症を抑制し、腰痛や関節痛を予防・改善します。また、身体活動に伴う骨や筋肉への物理的な刺激は、骨芽細胞と破骨細胞の活性を調節し、骨の形成と吸収のバランスを変え、筋肉でのたんぱく質同化や神経筋系の働きを促進することで、骨粗鬆症やサルコペニアの予防・改善に寄与します。筋トレが有効ですが、体力レベルの低い高齢者では、有酸素性の身体活動でも運動器障害の予防効果が認められています。

うつ病や双極性障害、統合失調症などで知られる**精神・神経疾患**は、海馬の容積の減少や、脳由来神経成長因子・神経伝達物質の血中濃度の低下が伴います。活発な身体活動によって、神経成長因子や伝達物質の血中濃度が増加したり、うつ病や軽度の認知症患者での海馬の萎縮が抑制されたりした報告がなされています。

大腸がん、子宮体がん、乳がんなどの**がん**に共通する病因は、ＤＮＡなどの遺伝物質の変化（突然変異）による正常細胞の腫瘍化です。身体活動が、がんを予防・改善するメカニズムは十分に明らかになっていませんが、免疫機能の改善を含むいくつかのメカニズムを介して腫瘍の成長を低下させる可能性が推察されています。

1-3 ライフスタイルと遺伝リスク

本章の最後に、我々の健康や寿命に大きな影響をもたらす「遺伝」について、解説を加えたいと思います。すこし専門的な話になりますが、次章にも関連するトピックですので、ぜひお付き合いください。また、多くの人が気になるであろう、遺伝的影響をライフスタイルによって改善できるのかどうかという点についても、エビデンスをもとに考察をしてみたいと思います。

ヒトの遺伝子配列と生活習慣病

数百万年前に地球上に人類の祖先が誕生したのち、長い年月を経て約6万年前、現在の私たちの祖先がアフリカの地から地球全体に広がっていきました。そして、地球上のさまざまな地域の環境条件に適応しながら、現在まで生きながらえています。

寒冷や高温多湿、あるいは食糧の不足などのさまざまな環境条件に適応するということは、身体の形質や機能を、生存に適するように改変することに等しいです。そして、生活する環境条件に適応するために、私たちの祖先は遺伝子配列を少しずつ変えながら、今日に至っているのです。

現在の私たちが祖先から受け継いだ典型的な機能のひとつが、食糧が不足している条件でも、できるだけエネルギーをからだに蓄えておく能力です。現在の私たちの生活からは想像しがたいですが、食糧入手の手段を狩猟・採集に頼ってきた私たち人類の祖先は、それぞれの時代において、特権的地位にあった一部の人たちを除けば、常に食糧の入手が困難な状況にさらされてきました。その一方で、生存のためにさまざまな肉体的労作に耐えられるようにもなってきました。それは農耕・牧畜などによる食糧生産の増加が可能になってからも、それほど変わってきませんでした。

このような状況で、私たちの祖先が生きのびるには、からだへのエネルギー貯蔵を可能にし、中等度の身体活動を奨励するような遺伝子、いわば「倹約遺伝子」の獲得が必要不可欠であったと考えられています（単一の遺伝子ではなく、いくつかの遺伝子の総体的概念とお考えください）。

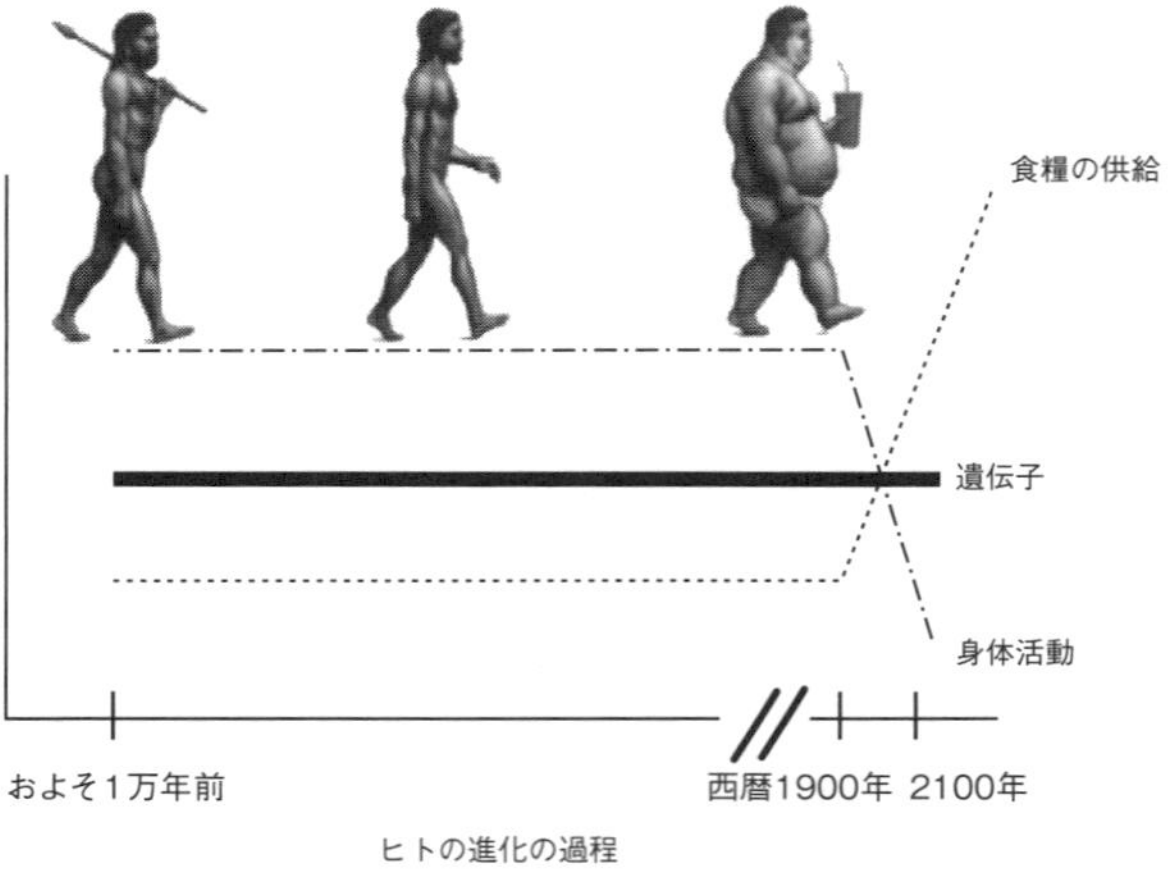

図1－17　ライフスタイルの変化と遺伝子
（出典）樋口満監訳、Radák Z. 著『トレーニングのための生理学的知識』市村出版、2018

そのような、食糧不足が慢性化し、ハードな身体活動が不可欠であった時代は、つい最近（およそ100年くらい前）まで続いていました。そのため、直近の1万年ほどのあいだ、遺伝子配列には、ほとんど変化がなかったと考えられています（図1－17）。しかし現在では、食糧の増加、身体活動の減少、座位行動の拡大などにより、「倹約遺伝子」が肥満やそれと関連する糖尿病などの生活習慣病の激増、いわば「パンデミック」をもたらす要因になってしまったと考えられています。

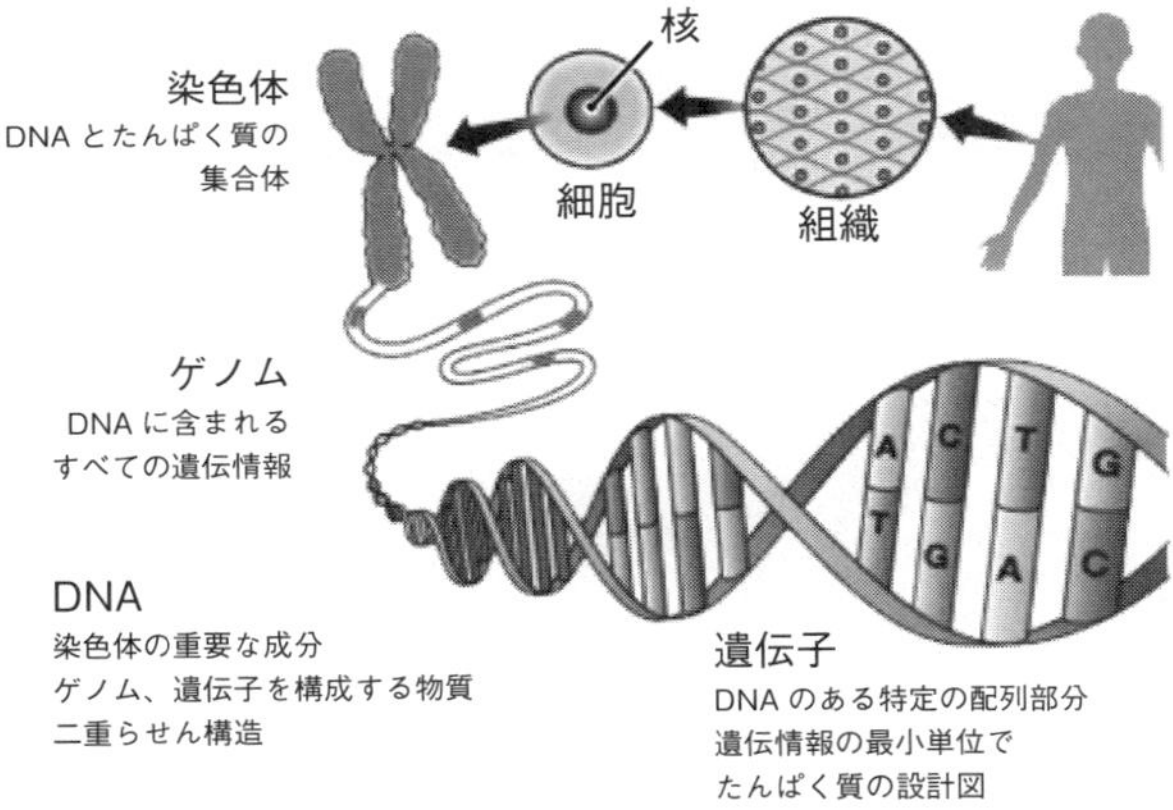

図1－18　染色体、遺伝子、DNAの関係

（出典）樋口満『女は筋肉 男は脂肪』集英社新書、2020（朝日新聞「はてなスコープ」（2019.7.27）などを参考に作成）

生活習慣病と遺伝リスク

２型糖尿病や脂質異常症などが「生活習慣病」として包括的に呼称されているのは、運動や食事、さらには喫煙などさまざまな生活習慣（ライフスタイル）がそれらの発症に影響するためです。しかし、それら生活習慣病の発症には遺伝的要因（遺伝的リスク）も大きく関わっています。

遺伝に関わる体細胞内の核にある染色体において、重要な成分がＤＮＡ（デオキシリボ核酸）です（図１－18）。ＤＮＡは細長い２本の鎖が二重らせん構造をしており、アデニン（A）、グアニン（G）、シトシン（C）、チミン（T）という4つの塩基が一定の順序で配列されています。これら4つの塩基のうち、3つの塩基の組み合わせで、ひとつのアミノ酸が決定されます。

このDNAの塩基配列が、情報として親から子へと伝わるのが、「遺伝」です。DNAに含まれるすべての遺伝情報は「ゲノム」といわれ、「ヒトゲノム」は99・9％くらいが同じと考えられています。DNAに書き込まれている遺伝情報は、さまざまなたんぱく質を作るためにあり、それはmRNA（メッセンジャーRNA）に転写《コピー》され、そこからさらに各種アミノ酸を材料とする「翻訳」というプロセスを経て、たんぱく質が合成されます。

遺伝情報は通常、父親と母親から半々に子どもに受け継がれますが、母親からしか受け継がれないものがミトコンドリアDNAです。ミトコンドリアには、持久性能力と関連するクエン酸回路や、電子伝達系などの酸化系エネルギー生産システムが組み込まれていますが、その構成たんぱく質の大部分は核DNA由来の遺伝情報で、一部がミトコンドリアDNAに由来しています。したがって、持久性能力の生理学的指標である最大酸素摂取量（VO_2max）を規定する遺伝的影響は、母親のほうが父親よりもやや強いこ

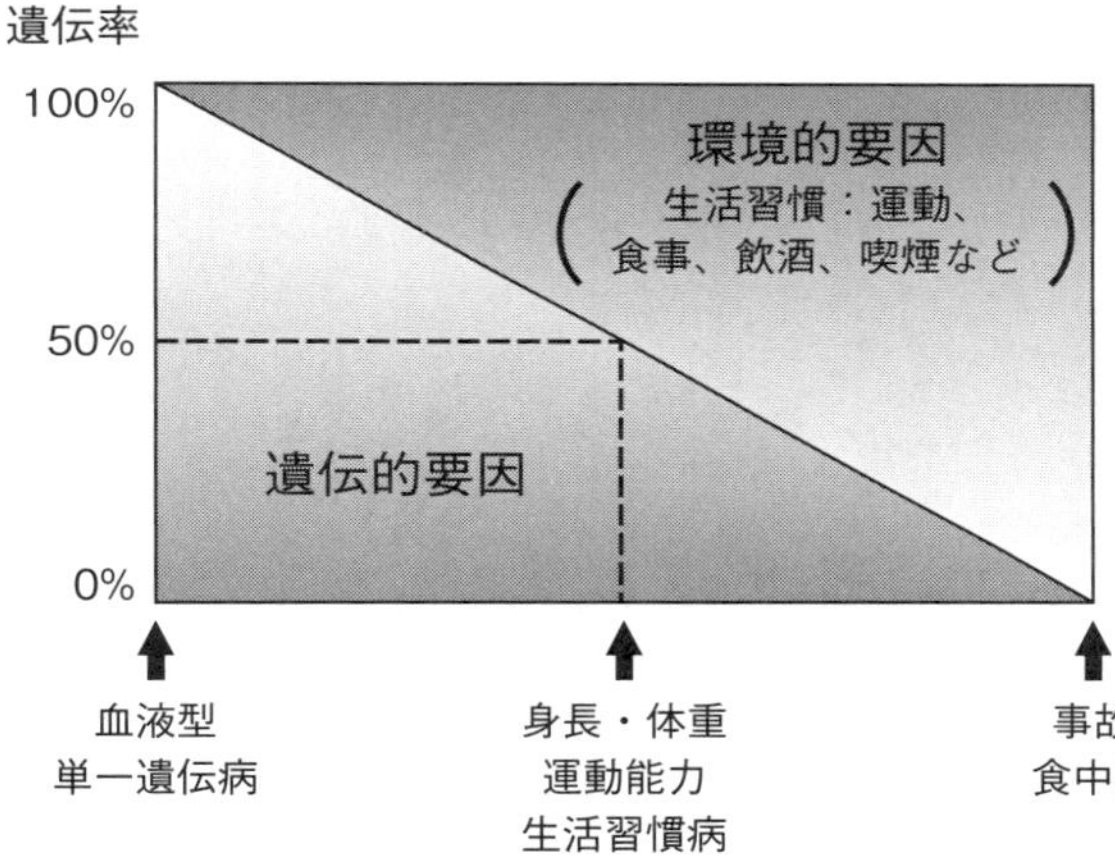

図1－19　ヒトのさまざまな形質におよぼす遺伝的要因と環境的要因の比率

（出典）樋口満『女は筋肉 男は脂肪』集英社新書、2020

とが知られています。

図1－19は、ヒトのさまざまな形質におよぼす遺伝と環境の要因の影響を示しています。ある形質の遺伝率が高ければ、その形質は先天的、つまり生まれつきの要因が強く関与します。裏返せば、後天的な要因、すなわち生まれた後の環境的諸要因の影響は弱いといえます。そして、私たちの体格や筋力、持久力などの運動能力と同様に、さまざまな生活習慣病の発症は、遺伝要因と環境要因がほぼ半々に影響をおよぼしていることを

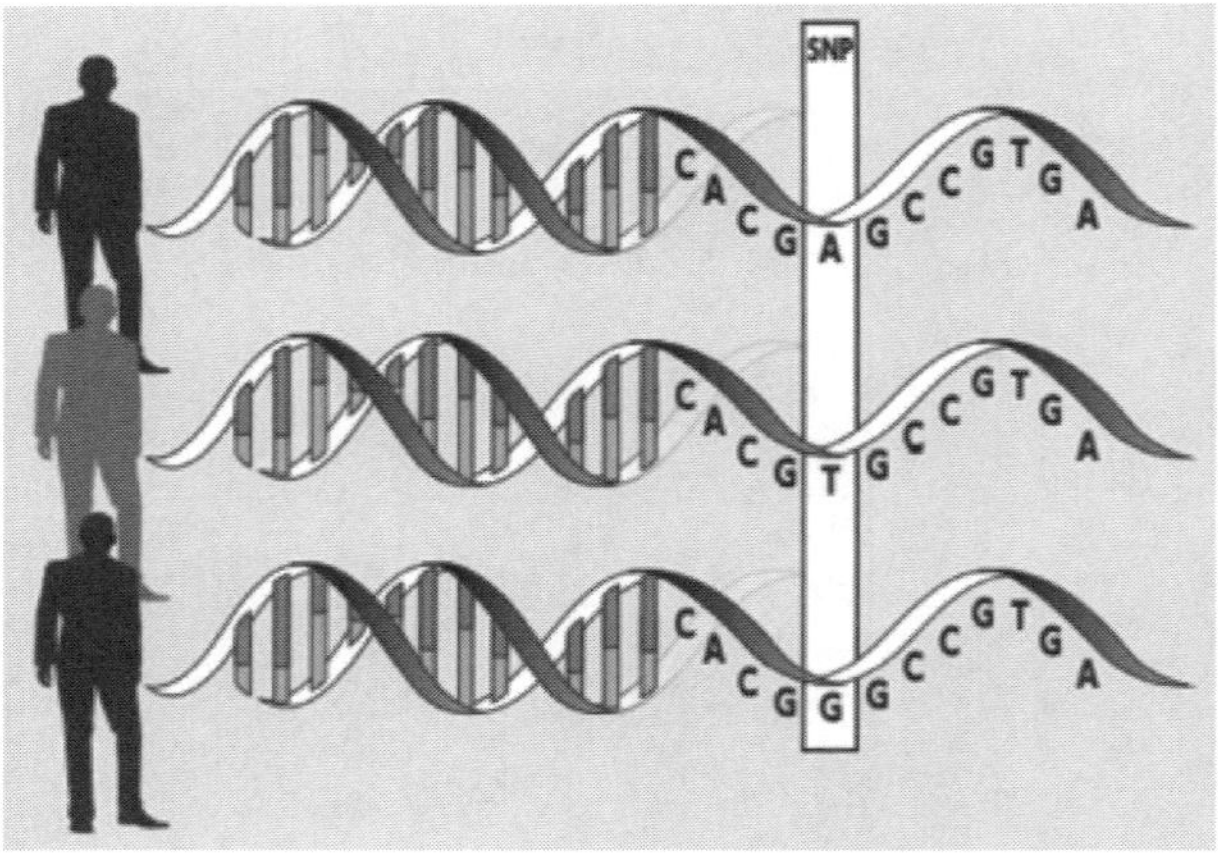

図1－20　一塩基多型（SNP）を示す模式図
（出典）樋口満監訳、Radák Z. 著『トレーニングのための生理学的知識』市村出版、2018

この図は示しています。

遺伝子多型とはなにか

ヒトゲノムの一部にみられる構造、つまりDNAの塩基配列のわずかな違いが、個人個人の違いを生み出しています。図1－20に示されているように、一塩基多型（SNP）は、DNAにおける塩基配列の個人差であり、多様性を表しています。たとえば、あるたんぱく質を規定する塩基配列の中で、AさんではGAG（グルタミン酸）であるのに、BさんではGAC（アスパラギン酸）であれば、その部分は異なるアミノ酸に置換されるのです。

個人間のゲノムを比較すると、300万〜400万ヵ所もの異なる塩基配列が存在すると考えられています。それらの多様性の中で、ある集団において、違いが1％以下であれば「突然変異」といい、1％以上の割合で存在するものを「遺伝子多型」と呼んでいます。ほとんどの場合、SNPはそれぞれのたんぱく質の機能には影響をおよぼしませんが、なかには個人の疾患感受性に影響をおよぼすものが存在します。

2型糖尿病は遺伝リスクが高い

2型糖尿病は、複数の遺伝子と環境因子の組み合わせにより発症する多因子性疾患です。2型糖尿病は生活習慣病といわれているように、過食や運動不足などが原因であるとの認識が強い疾患といえます。一方で、2型糖尿病の家族歴がある人の発症率は、その家族歴がない人の2〜6倍であることが報告されていることから、その発症には遺伝的リスクが確実に存在していると考えられています。実際に、家族研究や双子研究により、2型糖尿病の遺伝率は40〜60％であると推定されています。

2型糖尿病の遺伝子多型（リスクアレル）は全染色体（ゲノム）上に散在しており、

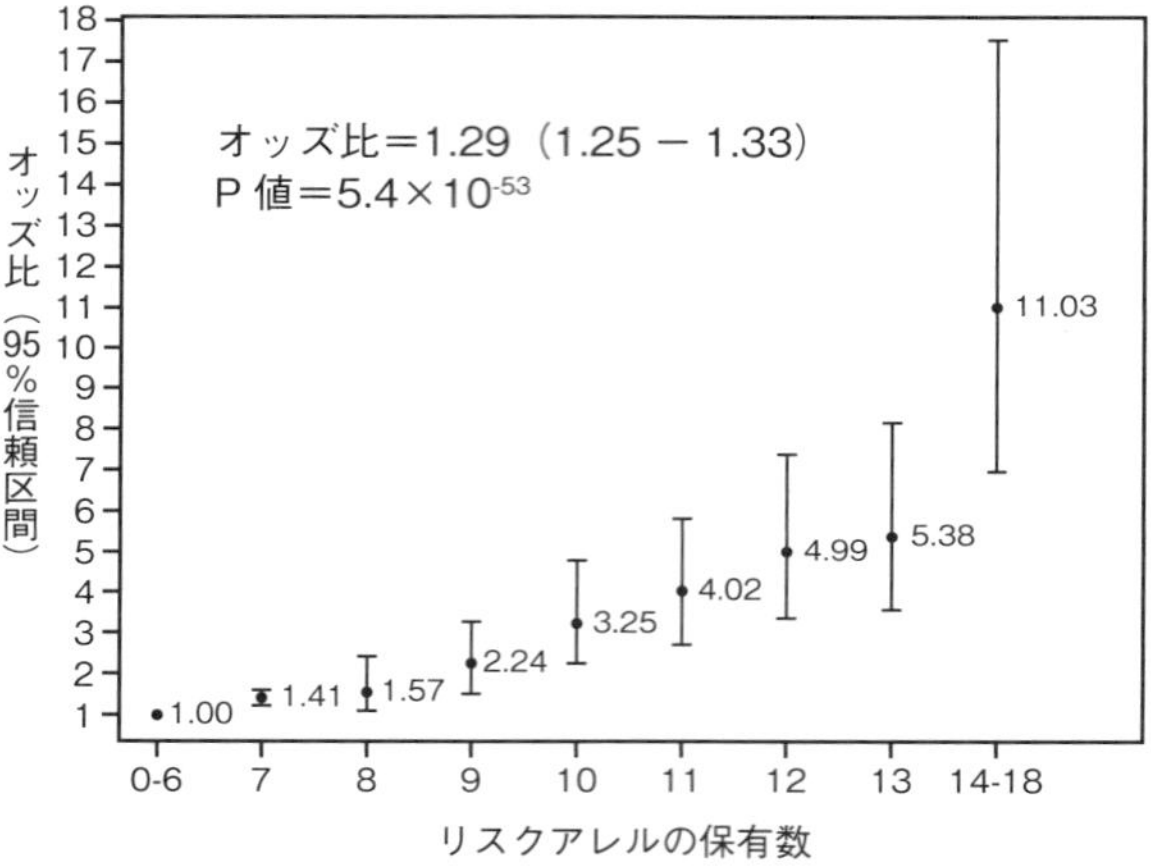

図1 −21　2型糖尿病感受性遺伝子座位におけるリスクアレル保有数と2型糖尿病発症リスクとの関連

（出典）谷澤薫平ら：月刊糖尿病 6(9)、医学出版、2014

それぞれが疾患発症におよぼす影響は小さいですが、リスクアレル保有数が増えるにしたがって、２型糖尿病の発症リスクは相加的に上昇することがわかっています（図１－21）。

私たちは日本人において２型糖尿病と強く関連する遺伝子多型11個を用いて、遺伝的リスクスコア（ＧＲＳ）を算出し、２型糖尿病に罹患していない日本人男性を対象として、遺伝的リスクスコアと糖尿病の診断指標のひとつである血中のヘモグロビンＡ１ｃ（HbA1c）濃度と

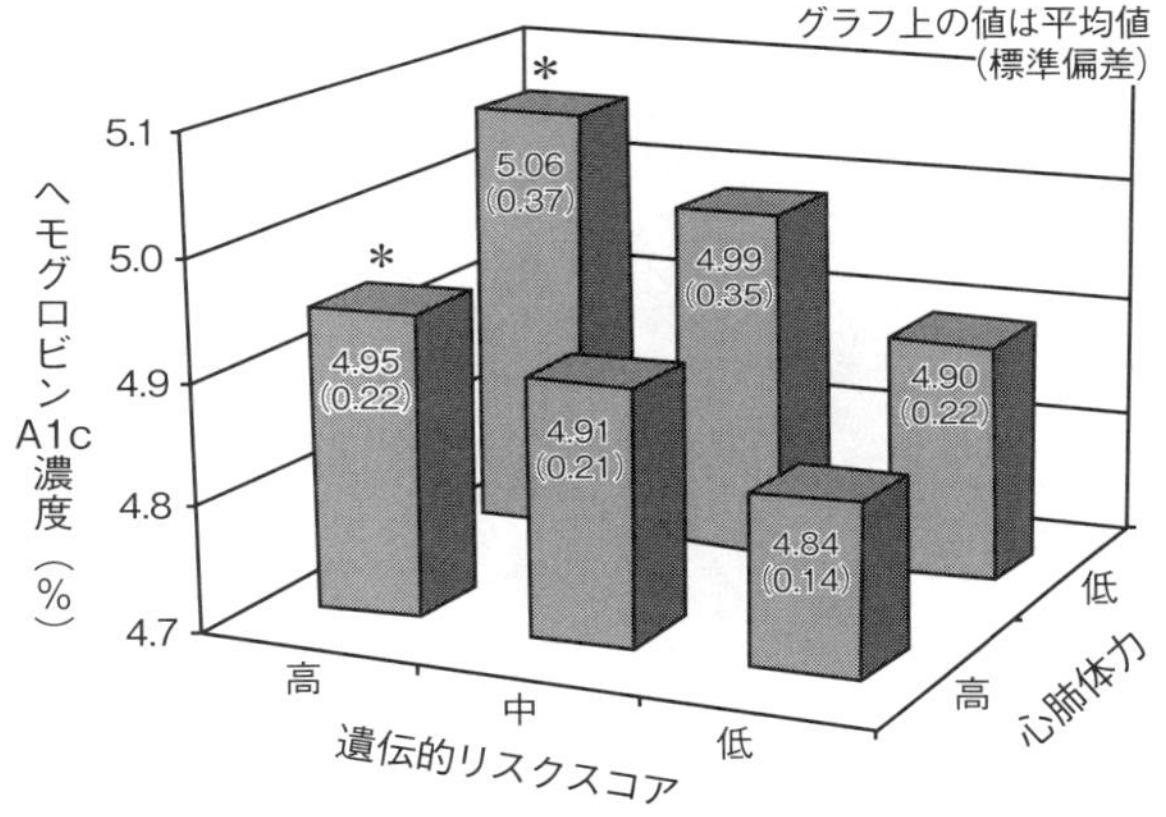

＊: P<0.05 高遺伝的リスク群 vs. 低遺伝的リスク群

図1 −22　ヘモグロビンA1c濃度に及ぼす2型糖尿病の遺伝的リスクスコアと心肺体力の影響

(出典) Tanisawa et al.: Physiol. Genomics, 2014

の関連を検討しました。その結果を、ここで紹介します。

遺伝的リスクスコアは、各被験者のリスク保有数を足し合わせて算出し、３つに区分しました。また、心肺体力は体重当たりの最大酸素摂取量を基準として、低心肺体力群と高心肺体力群に二分しました。

その結果、心肺体力が高い人々は低い人々よりもHbA1c濃度は低い傾向があるものの、心肺体力レベルにかかわらず、２型糖尿病の遺伝的リスクが高いと、HbA1cの値も高くなっていました。この結果から、習慣的に運動を行い、心肺体力が高い人々においても、２型糖尿病に関連する遺伝的リスクは残ることが示唆されました（図１－22）。

肥満によるインスリン抵抗性の増大、および膵臓β細胞機能の低下によるインスリン分泌能の低下は、２型糖尿病の発症における主要な病態です。対象者として欧米人を多く含むゲノムワイド関連解析（ＧＷＡＳ）により同定された２型糖尿病感受性遺伝子の多くは、肥満と関連することが報告されています。また、日本人を含む東アジア人を研究対象としたＧＷＡＳも行われており、東アジア人に特有の２型糖尿病感受性遺伝子も同定されています。

この東アジアに特有な２型糖尿病感受性遺伝子の多くは、膵臓β細胞機能に関連する遺伝子です。その事実から、**インスリン分泌能が欧米人にくらべて低く、肥満にならなくても２型糖尿病を発症しやすいという、東アジア人の特徴**が浮かび上がってきます。

脂質異常症の遺伝リスクは運動習慣で克服できる

次に、私たちのチームによる研究成果をご紹介しましょう。血中の中性脂肪（ＴＧ：トリグリセリド）濃度におよぼす遺伝的リスクと心肺体力の関係に関するものです。

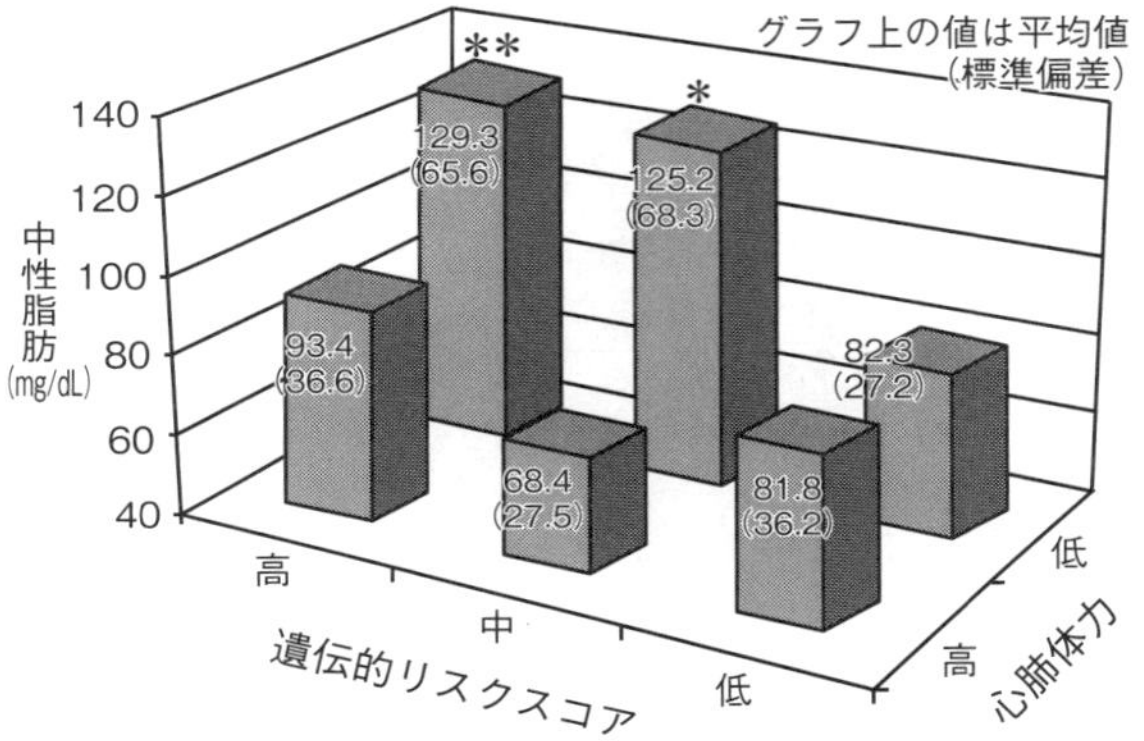

＊＊：P<0.01 高遺伝的リスク群 vs. 低遺伝的リスク群
＊：P<0.05 中遺伝的リスク群 vs. 低遺伝的リスク群

図1－23　血中の中性脂肪濃度におよぼす遺伝的リスクと心肺体力の影響

（出典）Tanisawa et al.: Physiol. Genomics, 2014

対象者は中高年男性で、血中TG濃度に関連する7つの遺伝子多型の保有数からリスクスコアを算出し、3つの群に分けるとともに、心肺体力は二分し、血中TG濃度におよぼす遺伝的リスクと心肺体力の関連を検討しました。

その結果、日常的な運動習慣によって心肺体力を高く保持していれば、たとえ、その遺伝的リスクが高くても、血中TG濃度を適正なレベルに保つことができることが明らかになりました（図1－23）。

以上に紹介した一連の研究は、当時は大学院生であった谷澤薫平博士（現：早稲田大学スポーツ科学学術院准教授）が中心となり、スポーツ内科学が専門の坂本静男教授（現：名誉教授）らのサポートを得て行われたものです。GRSを構成するのに用いたSNPが少数であるため、予測精度にはさらなる課題もあるものの、この研究からは、中高年者、とりわけ65歳以上のシニア層の人々の健康に、遺伝的リスクがどうであれ、運動を習慣化したアクティブなライフスタイルが大きな影響をおよぼす可能性が強く示唆されています。

心肺体力は心血管疾患の遺伝リスクを下げる

遺伝的リスクとライフスタイルの関係を追求するため、WASEDA'S Health Studyでさらなる調査を行いました。中高年男女を含む1000名以上の校友を対象として行われたゲノムワイド研究によって、心肺体力を高く保持することが血中TGレベルを低く抑え、肥満を予防できるかを検討したのです。

私たちはまず、ゲノム全体に存在する複数のSNPが相加的に形質に影響をおよぼすという「多遺伝子仮説」にもとづき、数十万のSNPの影響を点数化して、多遺伝子リ

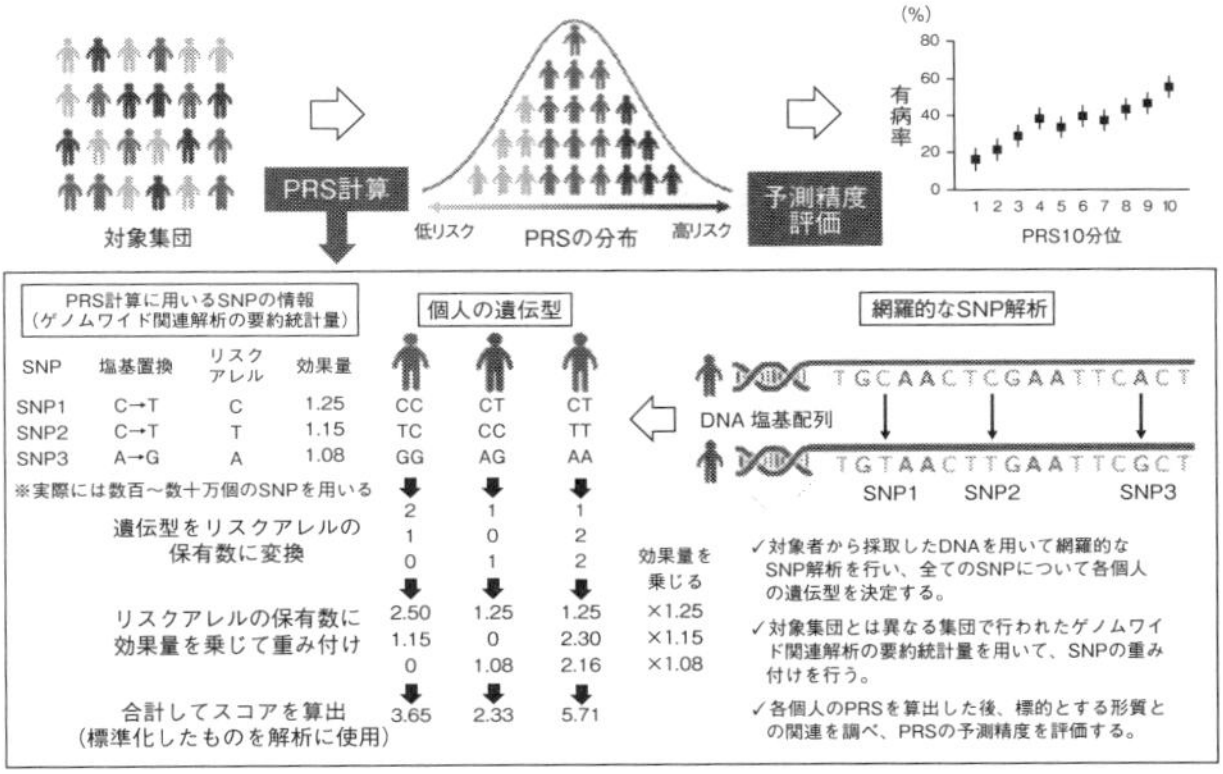

図1－24　多遺伝子リスクスコア計算の概要
（出典）谷澤薫平ら：Med. Sci. Sports Exerc., 2024（早稲田大学プレスリリース）

スクスコア（ＰＲＳ）を、肥満、高血圧症、脂質異常症（高中性脂肪血症、高ＬＤＬ－コレステロール血症、低ＨＤＬ－コレステロール血症）、および糖尿病といった心血管疾患リスク因子に対して、図1－24のように、それぞれ算出しました。そして、ＰＲＳを用いて、遺伝的リスクを評価することにより、心血管疾患リスク因子に対する心肺体力の生理学的指標である VO_2peakと遺伝の相互作用を、より高い精度で検討しました。

分析の結果、中性脂肪のＰＲＳと心肺体力の影響が顕著にみられました。血中（血清）中性脂肪濃度は、遺伝的

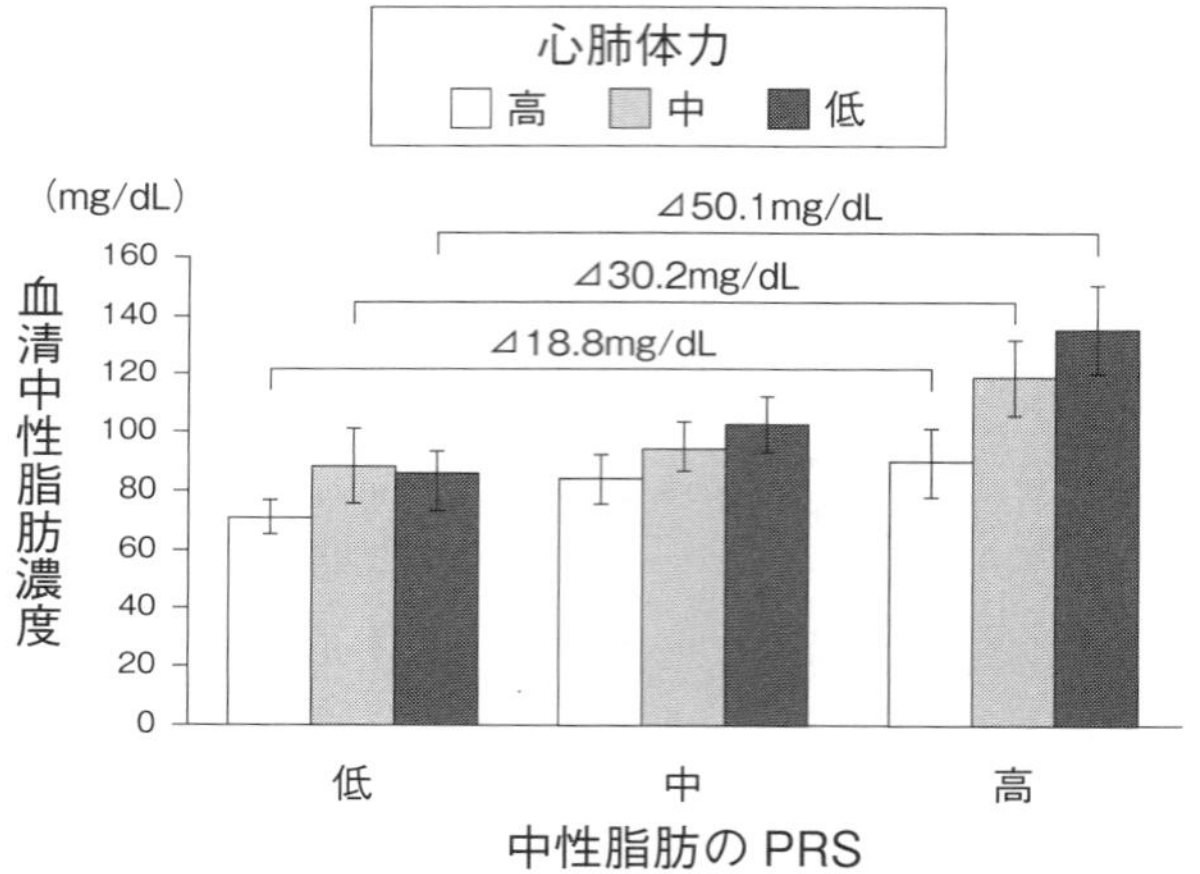

図1－25　中性脂肪のPRS、心肺体力、血清中性脂肪濃度の関係（データは平均値と95％信頼区間を表す）

（出典）Tanisawa et al.: Med. Sci. Sports Exerc., 2024（早稲田大学プレスリリース）

リスクが低いと、心肺体力の影響はほとんど受けません。一方、その遺伝的リスクが高いと血中中性脂肪濃度が高くなりますが、心肺体力が高ければ、その影響が弱められていることが明らかになりました（図1－25）。

　具体的には、低心肺体力群においては、低PRS群と高PRS群の中性脂肪濃度差は50・1㎎／dLでしたが、高心肺体力群においては、その差が18・8㎎／dLと小さくなっており、なんと30㎎／dL以上の抑制効果が認められたのです。これらの結果から、心血管疾患の予防においては、遺伝的リスクを把握し、心肺体力を高めるために運動を習慣化することが何より重要といえます。

エピジェネティック修飾とライフスタイル

環境的要因である運動習慣や食事習慣は、常に遺伝子に働きかけていて、酵素やホルモン、さらには生理活性物質などのたんぱく質の合成に深く関わっています。さまざまな環境因子によるDNA上の遺伝子発現調節には「エピジェネティック修飾」と呼ばれるシステムが関わっています。

図1－26はエピジェネティック修飾を模式的に示しています。細胞の核の中に貯蔵されているDNAはとてもサイズが大きく、ヒストンたんぱくとともに「クロマチン」と呼ばれる複合体を形成しています。ヒストンたんぱくの周りには鎖状になったDNAが巻きつき、ヌクレオソームを形成しています。

DNAの特定の一部分がmRNAへとコピーされる転写は、転写因子の結合によって開始されます。ヒストンはDNAへの転写因子の結合を調節することができ、転写はヒ

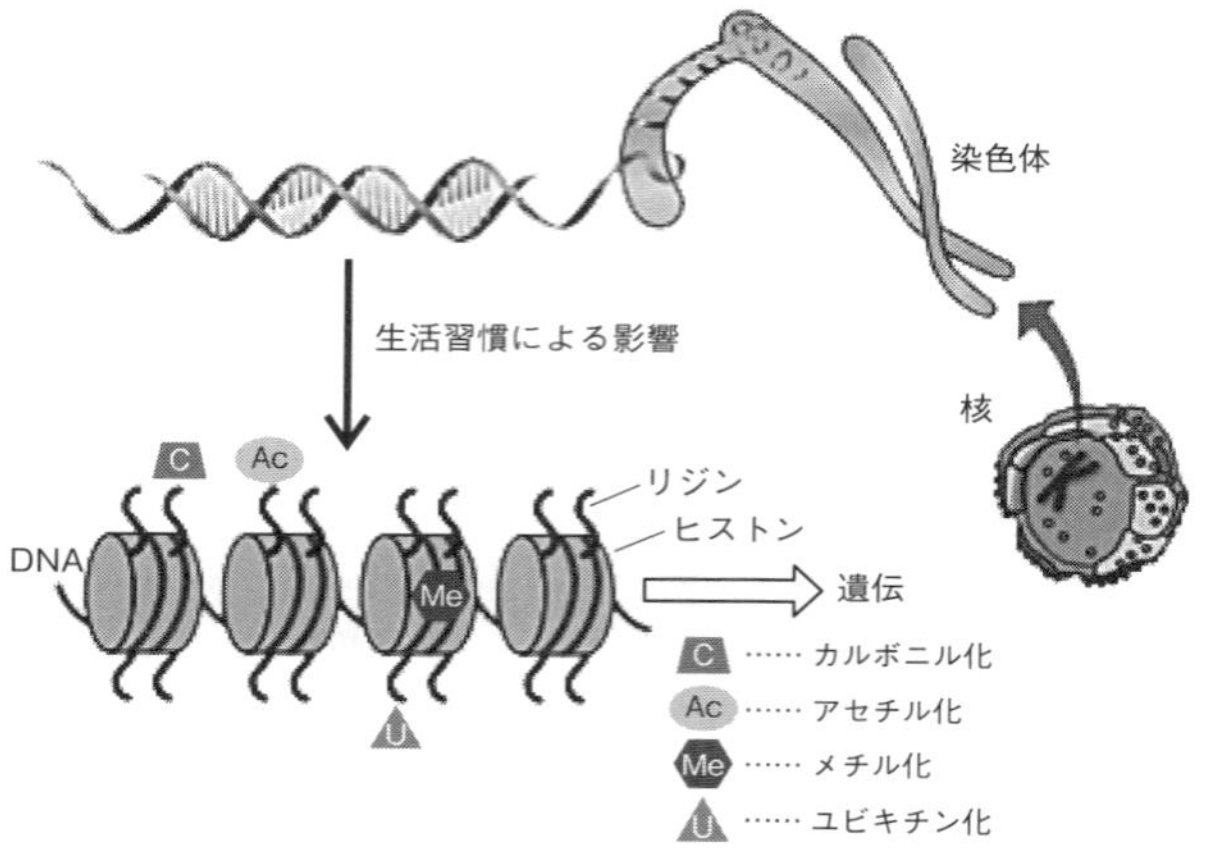

図1－26　エピジェネティック修飾を示す模式図

（出典）樋口満監訳、Radák Z. 著『トレーニングのための生理学的知識』市村出版、2018

ストンとＤＮＡの結合が弱まっている場合にのみ実行されます。たとえば、ヒストンたんぱくのアセチル化は、ＤＮＡとヒストンの結合を弱め、特定のＤＮＡの一部分を転写しやすくします。一方で、脱アセチル化は反対の効果を有しており、転写を抑制します。

若者とシニアの双子観察研究によって、加齢もヌクレオソームにおけるエピジェネティックな変化に影響をおよぼしていると目されています。さらに、エピジェネティックな変化は次世代にも継承されるといわれています。すなわち、親のライフスタイルが子どもの健康や運動能力に影響をおよぼす可能性が示唆されているのです。

第二次世界大戦時に、ナチス・ドイツ軍によって包囲され、極度の食糧不足に陥ったオランダのある地域では、低栄養（摂取エネルギー不足）状態の母体内で成育した胎児が、低体重で生まれることが珍しくありませんでした。やがて戦後になり、エネルギー摂取が十分になると、意外な事実が明らかになります。成人した彼らは、肥満や糖尿病などの生活習慣病の発症率が高くなっていたのです。それは、低出生体重児の臓器の器質的変化、代謝系の適応、そして内分泌系の変化などによると考えられており、とくに代謝系の適応は、低出生体重児の体内で起きた遺伝子レベルでの「エピジェネティック修飾」によるとされています。

つまり、低栄養状態に置かれた胎児は、エピジェネティック修飾を受け、出生後の低栄養に備えて適応したが、出生後には、逆に過剰栄養状態に置かれて、生活習慣病の発症率が高くなってしまったという可能性が考えられます。

ところで、日本においては、諸外国とくらべて低体重児（出生時体重＜２５００ｇ）が多いことが知られています。そこで、出生時の低体重が成人してからのインスリン抵抗性の増大に関連しているか、そして負の影響がもしあるなら、活動的なライフスタイルによって克服できるのか、私たちは調べました。

糖尿病と診断されていない60歳以上の成人男女を対象として、その関連を調査研究した結果、出生時の低体重は、インスリン抵抗性（HOMA-Rを指標とする）の素因であることが明らかになりました。ただし、成人期に心肺体力を高めることによって、この関係は完全に埋め合わせることはできないまでも、十分に改善できるということも明らかになりました。

以上に紹介したように、さまざまなライフスタイル要因が、エピジェネティック修飾に影響をおよぼし、私たちの形質発現に関係していることがわかっているのです。

次章は、遺伝とも深い関係にある「老化のメカニズム」について見ていきましょう。

PART 1

第1章のまとめ

●日本人の「平均寿命」と「健康寿命」の差はおよそ10年（男女平均）。その期間は「日常生活に制限のある〝不健康な晩年〟」の長さに等しい
●加齢に伴う身体機能の低下は、25歳から「10年あたり5～10％」のペースで進む
●運動不足は、喫煙、高血圧に次いで「死亡リスクの高い危険因子」
●健康寿命を最大限延ばすカギは「心肺体力」と「筋力」を高めること
●年代ごとのベストな運動量は、「強度（メッツ）」×「時間」で計算できる
●総死亡リスクの低減には、「筋トレ」と「有酸素運動」の組み合わせが有効
●健康課題と対策は年齢・性別によって異なる。ミドル層は「メタボ対策」、シニア層は「ロコモ予防」が最優先
●「運動の習慣化」によって、遺伝的な疾病リスクも抑制される

コラム① column

スポーツ科学が生んだ「新しいウォーキング」

歩くこと（直立二足歩行）は人類が進化の過程で獲得した特権ですが、残念ながら現代人はその特権を放棄しがちなようです。厚生労働省が令和5（2023）年5月に発表した「健康日本21（第三次）」では、健康づくりに関わる第一の目標として、「日常生活における歩数の増加」があげられています。これは、座位で過ごす時間が増加し、歩く機会を減少させているという状況が、現代人の健康を著しく阻害する要因になっているということを示しています。歩くことは、特権であるばかりでなく、自立して日常生活を楽しむうえでも、欠かせない身体活動なのです。

そこで、健康づくりを目標として、多くの自治体やグループが、ウォーキング教室やイベントを開催しています。いつでも、どこでも、だれでも、それほどお金をかけずに手軽にできるウォーキングは、有酸素運動の定番となっています。そんなウォーキングですが、スポーツ科学の世界では、さまざまなバリエーションが提案されており、実践

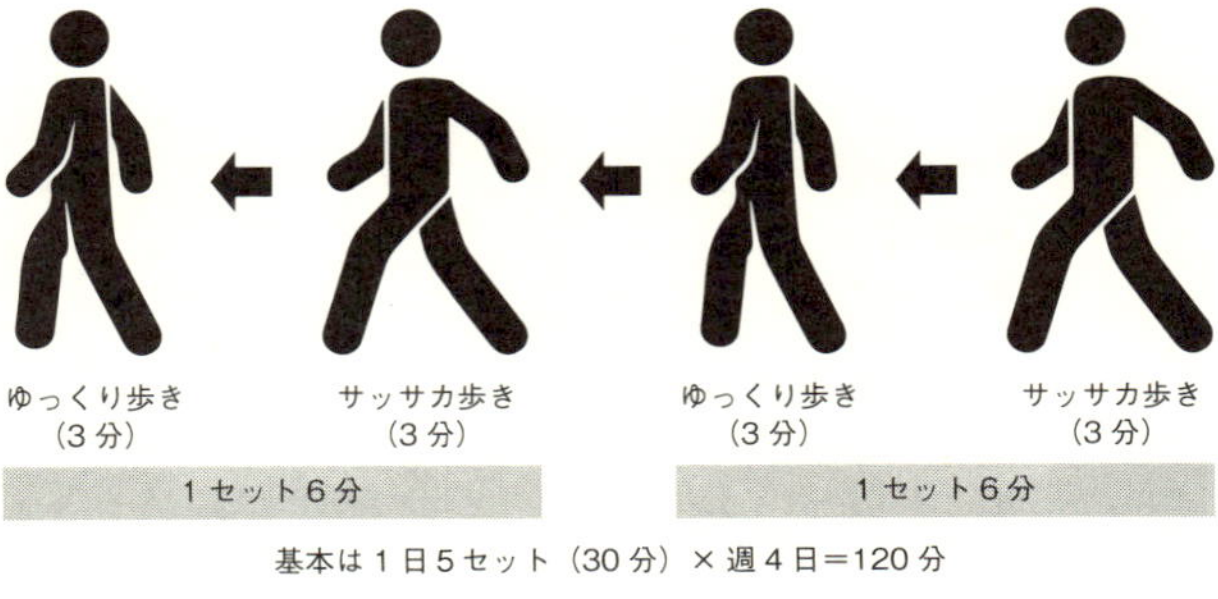

インターバル速歩の歩き方
NPO法人熟年体育大学リサーチセンターのウェブサイトをもとに作成

活動も盛んに行われています。ここでは、その中から、これまでのオーソドックスな方法をベースにした新しいウォーキングとして、「**インターバル速歩**」「**ノルディック・ウォーク**」「**すいすいうぉーきんぐ法**」の3つをご紹介したいと思います。

「インターバル速歩」とは、ややきついと感じる程度の「サッサカ歩き」を3分間、息を整える「ゆっくり歩き」を3分間、交互にくり返していくウォーキング法です。1日5セット（30分間）、週に4日程度行うことが推奨されています（詳しくは、能勢博先生の『ウォーキングの科学』を参照してください）。

「ノルディック・ウォーク」は、北欧フィンランドで誕生した、2本のポールを使ったウォー

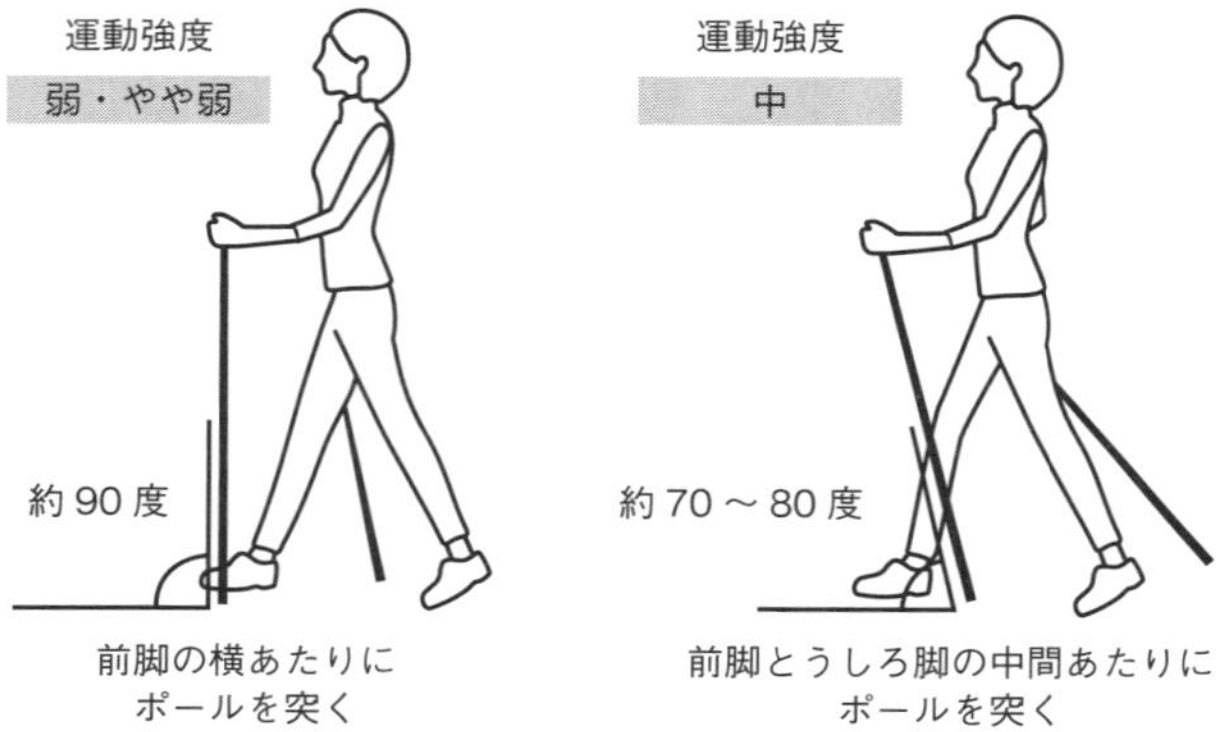

ノルディック・ウォークの歩き方
一般社団法人全日本ノルディック・ウォーク連盟ウェブサイトをもとに作成

キングです。スキーのストックのような専用のポールを両手に持って、地面を突きながら歩きます。中高年者のあいだで人気の登山との親和性も高いことが、山本正嘉先生の『登山と身体の科学』に記されています。

「すいすいうぉーきんぐ法」は、「誰もが昔のように時速6kmで長時間歩けるようになる方法」を目指して開発された歩き方です。踵《かかと》の着地や爪先での蹴りではなく、体幹を先に移動させ、ベタ足で着地する歩行法なので、膝や腰への負担が少なく、身体にやさしいのが特徴です。「身体の重心移動」が肝で、「足が着地する地点に身体を引き寄せる」のがコツで

コラム① スポーツ科学が生んだ「新しいウォーキング」

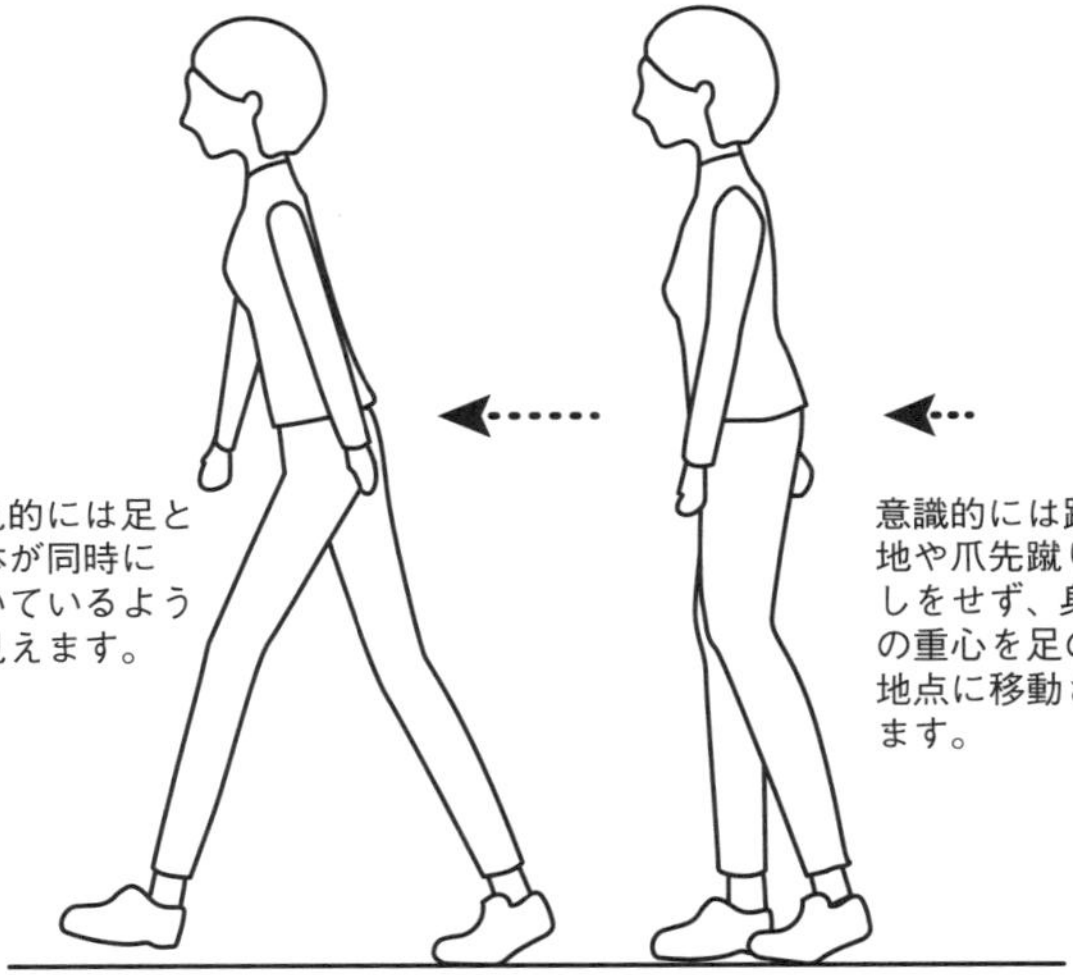
外見的には足と身体が同時に動いているように見えます。
意識的には踵着地や爪先蹴り出しをせず、身体の重心を足の着地点に移動させます。

足・膝・腰に負荷が少ないため、ロングウォークに適しています。

すいすいうぉーきんぐの歩き方
（出典）すいすいうぉーきんぐ研究会・会報18号より抜粋

す。慣れてくると、自然に身体が動くようになり、あとは意識しなくても惰性で進むことができます。本当に楽に、何時間でも歩けるようになる不思議な歩き方です。

他にも、自然のなかで地形や気候を生かして、病気の治療・健康づくりを目指して歩く「クアオルト健康ウォーキング」、脚や膝に痛みのある人、脚の筋肉が衰え陸上での歩行が困難な人でも取り組みやすい「水中ウォーキング」などがあります。ぜひトライしてみてください。

第2章

老化はなぜ起きるのか、防ぐ方法はあるのか

——「老い」のメカニズムと酸化ストレス

ここまで、健康寿命を延ばすための取り組みについて、科学的なデータをもとにお伝えしてきました。本章では、そもそも老化はなぜ起きるのか、老化そのものを防ぐ方法はないのかについて、考えてみたいと思います。

2-1 老化はなにによって起きるのか——老化学説

老化（Aging：エイジング）の定義はさまざまですが、最も一般的なものは、**老化は恒常性（ホメオスタシス）を維持するための身体的能力が低下していくことによって起こる**という考えです。

私たちのからだは恒常性によって、諸機能を適正な状態に保ち、外部からの刺激に対して効果的に反応することを可能にしています。したがって、恒常性がよく機能しているときには、身体の適応能は高いレベルで保持されています。

では、どうして年齢が進むと、適応能の低下、すなわち老化のプロセスが進行するのでしょうか。こうした問いに答えるべく、世界中で３００以上もの老化の仮説モデル（概念）が提唱されているそうです。その中には、老化はひとつの要因によって決定づけられていると考える科学者もいれば、多くの要因によって決められる複雑なプロセスであると考えている科学者もいます。

本節では、代表的ないくつかの老化の概念について、手短に紹介します。

生涯代謝量一定理論

20世紀初頭に提唱された老化理論のひとつが、「生涯代謝量一定理論（rate-of-living theory）」です。この老化理論では、「**動物の生涯の代謝量は一定であり、エネルギー代謝が高く、酸素消費量が大きい生活をしていると、寿命が短くなる**」と考えます。

この理論の背景には、体重当たりの酸素消費量が大きい（エネルギー代謝率が高い）動物の寿命は、それが低い動物よりも短いという事実があります。具体的には、安静時心拍数が３００拍／分を超す小動物のマウスの寿命は2年ほどであり、安静時１００～１６０拍／分のネコの寿命はおよそ15年、そして大型動物のゾウでは、安静時心拍数が25拍／分と低く、その寿命は60年と長くなっています。

寿命が短いイエバエの例では、活発に動き回ることができる広いスペースで飼育された、酸素消費が多く、エネルギー代謝レベルが高い状況では、動きが制限された狭いスペースで飼育されて酸素消費が少ない状況よりも、寿命が短いということが報告されています。さらに、食事制限（摂取カロリー制限による代謝率の低下）が実験動物の寿命を延ばすこともよく知られています。

フリーラジカル理論

生涯代謝量一定理論は、1950年代には「**老化のフリーラジカル理論**」という、20世紀後半のパラダイムを形成する学説につながっていきました。

対《つい》をなさない電子（不対電子）をもつ分子（フリーラジカル）は、細胞内に存在するさまざまな物質（脂肪酸、たんぱく質やDNAなど）に容易に反応します。その酸化ストレスが、人間では中年期から著しく増加し、生体の機能低下につながっていると考えられているのです。

生体内では、加齢によって、フリーラジカルを生成する酵素（NADPH-オキシダーゼ、キサンチンオキシダーゼなど）の活性が増加し、多くのフリーラジカルが生成さ

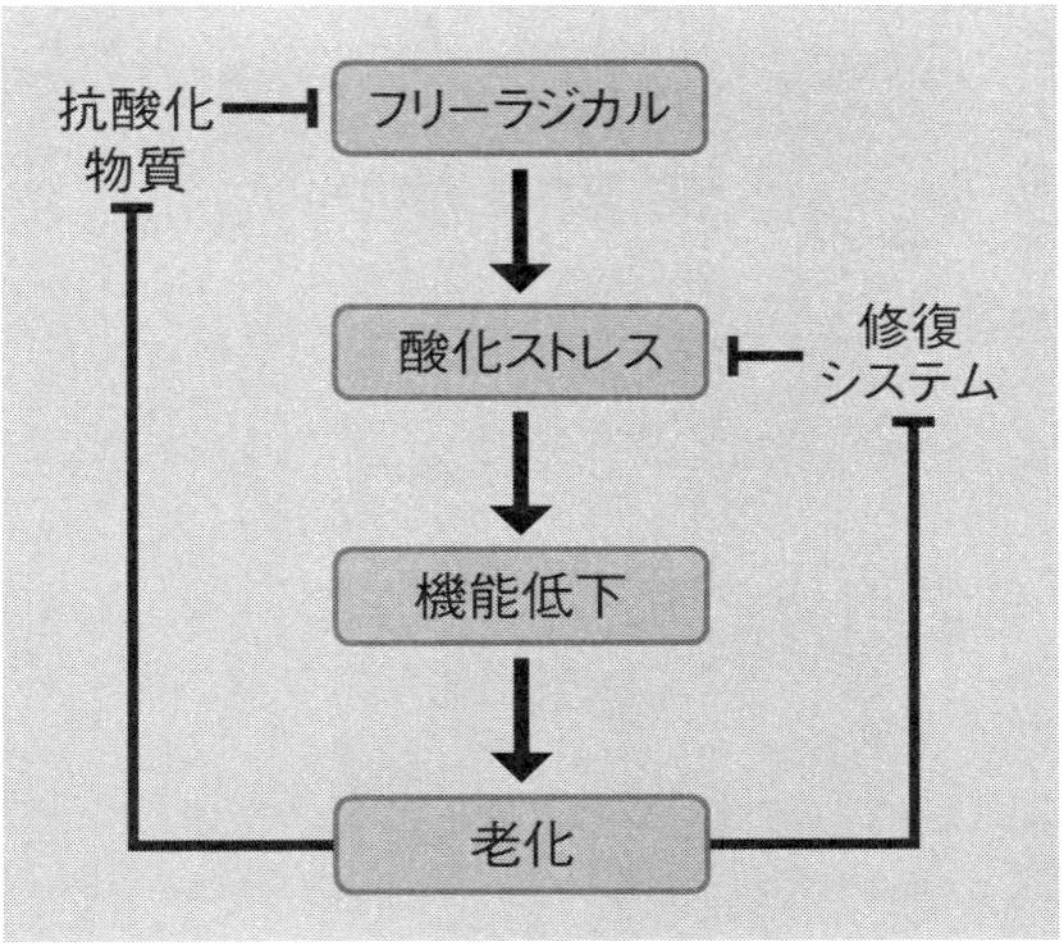

図２－１　フリーラジカルによる酸化ストレスとその予防

（出典）樋口満監訳、Radák Z. 著『トレーニングのための生理学的知識』市村出版、2018

れ、酸化ストレスが増加します。一方で、酸化ストレスを抑制する酵素（抗酸化酵素）や酸化ストレスを修復する酵素などの活性は加齢とともに低下し、全体として生体防御機能は低下していきます。これらに加えて、ストレスを受けたたんぱく質の除去（アポトーシス）や細胞の酸化ストレスを修復するために働くハウスキーピング酵素の活性も低下します。こうして蓄積された酸化ストレスは、細胞の機能を弱め、フリーラジカル生成をさらに刺激する連鎖反応を誘導し、老化が促進されます（図2－1）。「老化のフリーラジカル理論」は現在、最も受け入れられている老化理論のひとつです。

アポトーシス理論

生体内では細胞の増殖（分裂）が持続的に起きていますが、たんぱく質合成やDNA複製システムでは、エラーが生じることもあります。そのエラーのほとんどは、フリーラジカルによって引き起こされるストレスによって生じています。エラーが生じた細胞は生体を危険にさらすため、危険性を回避し、個体をよりよい状態に保つために「**プログラム細胞死（アポトーシス）**」と呼ばれる生体防御により、自滅するようになっています。

アポトーシスに陥った細胞は萎縮し、核が濃縮し断片化します。核と細胞膜の断片は、アポトーシス小体を形成し、そこから放出された細胞内プロテアーゼが、細胞骨格、細胞質、およびたんぱく質の分解を引き起こします。そして、隣接するマクロファージ（食細胞）によってアポトーシス小体は飲みこまれ、消化されます。その後、消化

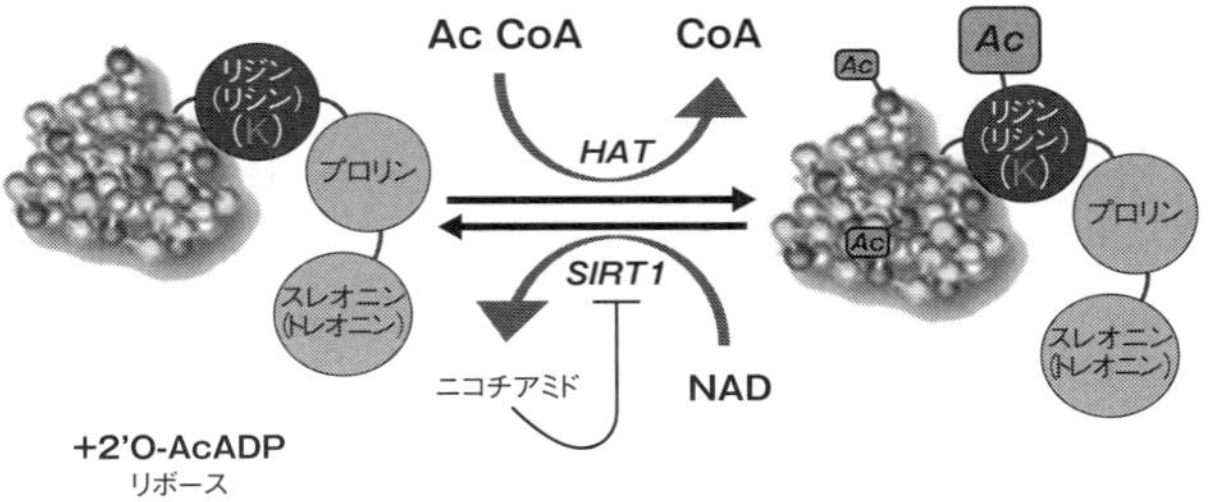

図2－2　サーチュインたんぱく質のアセチル化と脱アセチル化

サーチュイン酵素は、NADを消費することにより、リジン・アミノ酸(K)たんぱく質からアセチル基を除去する。この脱アセチル化したたんぱく質は、代謝プロセスとヒストン制御、DNA修復において役割を果たし、それにより老化現象を制御する
（出典）樋口満監訳、Radák Z. 著『トレーニングのための生理学的知識』市村出版、2018

された分子は生体内の諸過程において再利用されます。

適度なアポトーシスは腫瘍の進展を防ぎますが、加齢によりその機能は低下していきます。そのため、がんのリスクも増加していくのです。

サーチュイン理論

サーチュイン遺伝子は、「**長寿遺伝子**」とも呼ばれ、その活性化により生物の寿命が延びるとされています。サーチュイン遺伝子の活性化により合成されるたんぱく質であるサーチュイン（ＳＩＲＴ）は、ヒストン脱アセチル化酵素であるため、ヒストンとＤＮＡの結合に作用し、寿命を延ばすと考えられています。

たとえば酵母では、カロリー制限によりＳＩＲ２遺伝子発現が増加すると酵母の寿命が延長し、ＳＩＲ２遺伝子が欠損すると寿命が短くなることが知られています。哺乳類のＳＩＲＴはＮＡＤ（ニコチンアミド・アデニン・ジヌクレオチド）依存型の酵素たんぱく質であり、その主な機能はヒストン中のアセチル化したアミノ酸（リジン）や転写制御因子を含む他のたんぱく質を脱アセチル化することです。その働きで、ＤＮＡを損傷から保護して老化を抑制しています（図２－２）。

いくつかの先行研究から、カロリー制限や運動トレーニング、あるいはレズベラトロール（ブドウの果皮などに含まれているフラボノイドの一種である抗酸化物質）によるＳＩＲＴたんぱく質の活性化は、寿命の延長と生活の質（ＱＯＬ）の向上をもたらすことが示唆されています。

テロメア理論

テロメアは真核生物の染色体の末端部にある構造で、染色体末端を保護する役目をもっています（図２－３）。テロメアの長さに関する老化の概念は、老化は「遺伝子の時

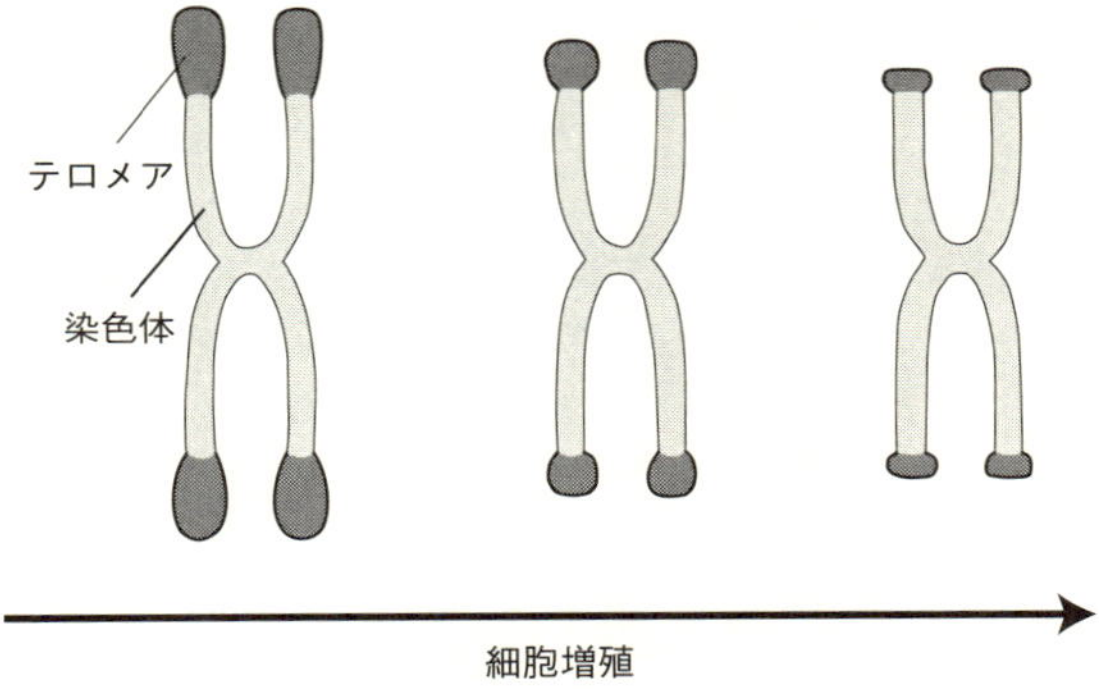

図2－3　加齢に伴うテロメア長の短縮

細胞が分裂する際に起こるテロメア長の短縮は、細胞が分裂できる回数を制限している
（出典）樋口満監訳、Radák Z. 著『トレーニングのための生理学的知識』市村出版、2018

計」によるひとつのプログラムされたプロセスであることを示唆しています。その時計は、染色体の末端に荷札（タグ）のように存在しており、細胞が分裂（増殖）するごとに短くなるのです。

テロメアの長さ（テロメア長）がある長さまで短縮すると、細胞は分裂を止めてしまいます。テロメア長の短縮は「細胞の老化」の指標であると同時に、「個体の老化」の原因でもあると考えられています。ちなみに、テロメアの長さはテロメラーゼ酵素によって制御されていますが、がん細胞ではテロメラーゼ酵素活性が高く、細胞が不死化しています。そのため、細胞分裂（増殖）が盛んに行われるのです。

免疫機能低下理論

免疫機能は、生体防御機能ともいわれます。細菌やウイルスなどの微生物、あるいは異物など、元来は自分の体内にないものから自分のからだを守るシステムです。

免疫には「**自然免疫**」と「**獲得免疫**」があります。自然免疫は好中球やマクロファージなどが機能して、微生物を攻撃するシステムです。一方、獲得免疫とは、さまざまな病気のもととなる抗原をからだに取り込むことで形成されていく免疫です。生体に侵入してきた微生物にあわせて抗体を作ることによって、生体を防御します。

加齢による機能低下は、自然免疫よりも獲得免疫のほうが著しいことがわかってきています。加齢に伴う免疫機能の低下は、病原微生物への攻撃力が低下して感染症にかかりやすくなったり、炎症反応を制御する機能が低下したりする状態につながり、自己免疫疾患（関節リウマチ）、アレルギー、がんの発症を引き起こすと考えられています。

免疫系には顆粒球、マクロファージ、樹状細胞、リンパ球（B細胞、T細胞）など、多くの細胞が関わっています。その中でも、獲得免疫のうちで主要な免疫細胞であるT

細胞は胸腺で作られ、血液中に放出されて体内で免疫機能を果たしています。胸腺は20歳を過ぎると急激に萎縮する臓器であるため、加齢が進むにつれて、新しいT細胞の供給は低下していきます。

いくつかの病気の発症率は加齢とともに上昇しますが、それは免疫機能の低下による結果であると考えられています。なぜ年を取ると細菌やウイルス病原体に対する防御機能が低下するのかという疑問に、免疫機能低下理論はよく答えていると思います。

2-2 ライフスタイルと生物学的老化

老化のメカニズムについての代表的な仮説をご紹介してきました。ここからは、老化を防ぐ方法について、近年になって研究の進展が著しい「老化科学」の成果から考えてみたいと思います。

ジェロサイエンス仮説とはなにか？

年齢が高くなればなるほど、がん、糖尿病、脳血管疾患、運動器疾患、さらに認知症などの病気をもつ人々が多くなります。裏返せば、これらの病気のいちばんの原因は、老化（加齢）であると考えることができます。

「**ジェロサイエンス仮説**」とは、老化の生理学的プロセスを遅くすることで、疾患の発症が遅くなり、健康寿命と平均寿命が長くなるという考え方です。老年科学（基礎老化学）はこれまで生物学的老化の分子レベルおよび細胞レベルでのメカニズム解明に焦点を当てて研究が進展してきましたが、近年では、老化の根本的な原因は、健康や病気をもたらす環境要因、とりわけ個人個人のさまざまなライフスタイル要因にあると考えられるようになってきています。このような老化に関する概念にもとづいて、臓器や疾患による細分化された医療ではなく、加齢そのものをターゲットとした介入戦略を確立することが極めて重要視されているのです。

これまで、老化のプロセスに関する研究（基礎老化学）をしている研究者と、高齢者の健康・疾病に関する研究（老年医学）を専門とする研究者は、お互いに独立して研究していました。たとえば、基礎老化学の研究者は線虫やショウジョウバエなどを対象として、老化プロセスや老化抑制の要因の解明などの研究を行ってきました。一方で、老年医学は主に医師による臨床研究が行われており、高齢者におけるさまざまな疾患の治療をどうするのかが関心の的で、基礎老化研究から得られた成果のヒトへの応用についてはあまり考慮されてきませんでした。

しかし、2010年ごろから、基礎老化学の研究成果（エビデンス）を、ヒトの加齢に伴って起こる疾患の予防・治療に役立てるようにしようという考えが提唱されるようになってきました。この新たな研究方向性を表す言葉として、「ジェロサイエンス（geroscience：「ジェロ」は老化、「サイエンス」は科学を指す）」が使われるようになってきました。エピジェネティック時計やテロメア長の変化などの老化のバイオマーカー（生物学的指標）が、健康や病気にどのように関連しているかにスポットライトを当てた研究などがあります。

ちなみに、「老年学」（Gerontology）は、高齢者の健康と福祉、社会参加、衣食住とその条件整備、年金、メンタルケアなど、守備範囲を広くした研究分野です。世界で最初の「老年学」に関する学術誌が、1946年に米国老年学会から発刊された"Journal of Gerontology"です。「老年学」に近い学問に「老年医学」(Geriatrics) がありますが、後者の内容は主に高齢者の健康(医学)に限定されています。なお、日本老年医学会は、公式英文誌"Geriatrics & Gerontology International"を2001年から発行しており、2015年からは月刊のオンライン・ジャーナルとして、老年学、老年医学に関する情報発信を行っています。

老化時計を遅らせる「ジェロプロテクター」を探せ

老化を遅らせることで病気の発症を防ぐことができるという「ジェロサイエンス仮説」にもとづく研究は、測定技術(オミクスなど)と解析技術(バイオインフォマティクスなど)の進歩によって、老化バイオマーカーの精度が向上したため、急速に進展しています。なかでも、加齢に伴うDNAメチル化の変化から算出される「DNAメチル化にもとづく老化時計(DNAm老化時計)」は、生物学的年齢や、個人の生物学的状態を高い精度で予測できる有望なバイオマーカーです。

この新しい老化のバイオマーカーを活用しない手はありません。DNAm老化時計を標的としたジェロプロテクター(老化抑制のための手法・手段)を解明すべく、世界中で研究が行われています。

第1章でもお伝えしたとおり、「運動」が強力なジェロプロテクターであり、ヒトの健康寿命を延ばすことはよく認識されています。しかし、体力、そのなかでも心肺体力とDNAm老化時計にもとづく生物学的年齢との関係については、これまでほとんど明らかにされてきていません。

これまでに行われた研究の多くは、質問紙によるアンケート調査や加速度計（歩数計）にもとづく身体活動量の評価と、DNAm老化時計との関係を、分子疫学的アプローチで調査したものとなっています。

理論的には、身体活動と体力は異なる概念であり、体力とは計画的かつ定期的な身体活動である運動（運動習慣）によって得られた成果（アウトカム：到達レベル）と考えられています。さまざまな健康指標（健康アウトカム）が、身体活動よりもむしろ体力、特に心肺体力と強く関連することを考慮すると、心肺体力は身体活動よりも強力なジェロプロテクターとなりうると考えられます。したがって、ジェロサイエンスという研究領域において、心肺体力とDNAm老化時計との関係を調べ、老化を遅らせるための体力基準値を決定することは非常に大事なテーマなのです。

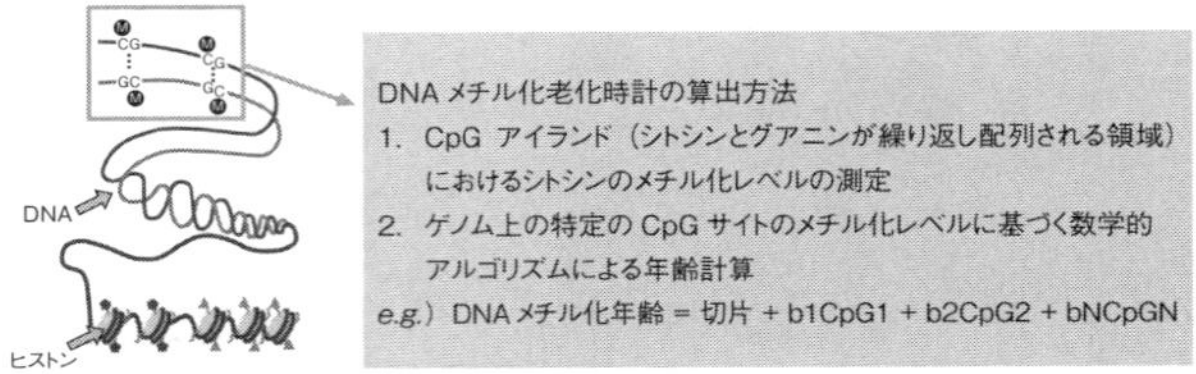
CG
GC
CG
GC
DNA
ヒストン
DNA メチル化老化時計の算出方法
1. CpG アイランド（シトシンとグアニンが繰り返し配列される領域）
におけるシトシンのメチル化レベルの測定
2. ゲノム上の特定の CpG サイトのメチル化レベルに基づく数学的
アルゴリズムによる年齢計算
e.g.）DNA メチル化年齢 = 切片 + b1CpG1 + b2CpG2 + bNCpGN

図２－４　DNAメチル化老化時計の算出方法

（出典）河村拓史ら：Aging Cell, 2023（早稲田大学プレスリリース）

図２－４に示したように、生物学的年齢（ＤＮＡメチル化年齢）は、ＤＮＡの特定領域（ＣｐＧアイランド：塩基であるシトシンとグアニンがくり返し配列される領域）におけるシトシンのメチル化レベルを測定し、数学的アルゴリズムによる年齢計算をすることによって算出されます。

図２－５は、先行研究による生物学的年齢（DNAm GrimAge）と暦年齢の関係を示しています。この図から、集団でみると、暦年齢が進むにつれて生物学的年齢も進んでいくことがわかります。また、同じ暦年齢でも生物学的年齢にはばらつきがあることもわかります。一方、図２－６は、「生物学的年齢加速」という概念を示しています。「生物学的年齢加速」は、生まれてからの年齢で表される「暦年齢」と、個々の生物学的状態を表す「生物学的年齢」との差を示しています。この値が＋（正の値）であれば、生物学的老化の進行を表しており、－（負の値）で

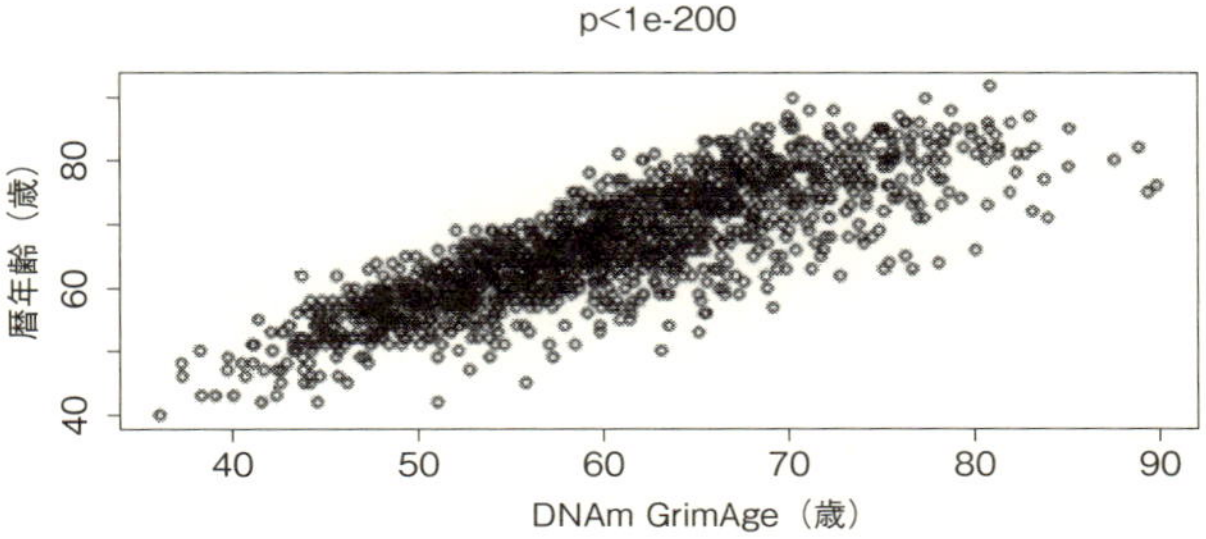
p<1e-200
暦年齢（歳）
40
60
80
40
50
60
70
80
90
DNAm GrimAge（歳）

図2－5　DNAm GrimAgeと暦年齢との関係

（出典）Lu et al.: Aging, 2019　フラミンガム心臓研究（FHS）のデータセット（n=1731）

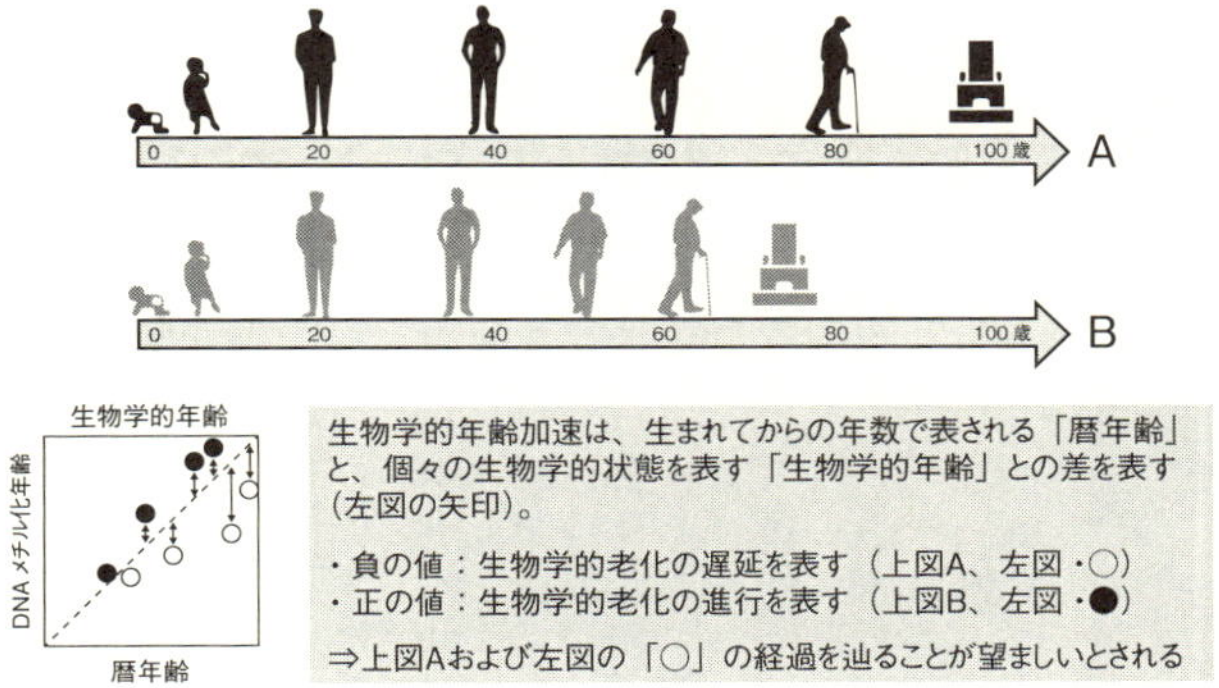
0
20
40
60
80
100歳
A
0
20
40
60
80
100歳
B
生物学的年齢
DNAメチル化年齢
暦年齢
生物学的年齢加速は、生まれてからの年数で表される「暦年齢」と、個々の生物学的状態を表す「生物学的年齢」との差を表す（左図の矢印）。
・負の値：生物学的老化の遅延を表す（上図A、左図・○）
・正の値：生物学的老化の進行を表す（上図B、左図・●）
⇒上図Aおよび左図の「○」の経過を辿ることが望ましいとされる

図2－6　DNAメチル化年齢加速の概念

（出典）河村拓史ら：Aging Cell, 2023（早稲田大学プレスリリースを一部改変）

あれば、それが遅れていることを表しています。すなわち、この図中、Aおよび○で示したような経過をたどることが望ましいといえるのです。

老化時計とライフスタイル

ここからは、河村拓史博士（現：東北大学スマート・エイジング学際重点研究センター助教）を筆頭著者とした私たちの研究をご紹介します。シニアの男性における老化時計と体力・ライフスタイルの関連を調べたものです。

対象となったのは、WASEDA'S Health Study に参加した65歳以上のシニア男性144名で、心肺体力や食生活、飲酒、喫煙習慣などのライフスタイルとDNAメチル化老化時計にもとづく生物学的老化（エピジェネティック老化）との関係が検討されました。この調査研究は、早稲田大学とハンガリー・スポーツ科学大学、さらにUCLAの研究者が共同で行ったものです。

測定したのは、人体計測学変数、血液生化学パラメータ、栄養摂取状況、喫煙、アルコール摂取、クロノタイプ（1日周期の生活リズムの個人特性）、全死因死亡率の有力な予測因子である心肺体力などの生活習慣関連因子などです。これらの測定値を用い

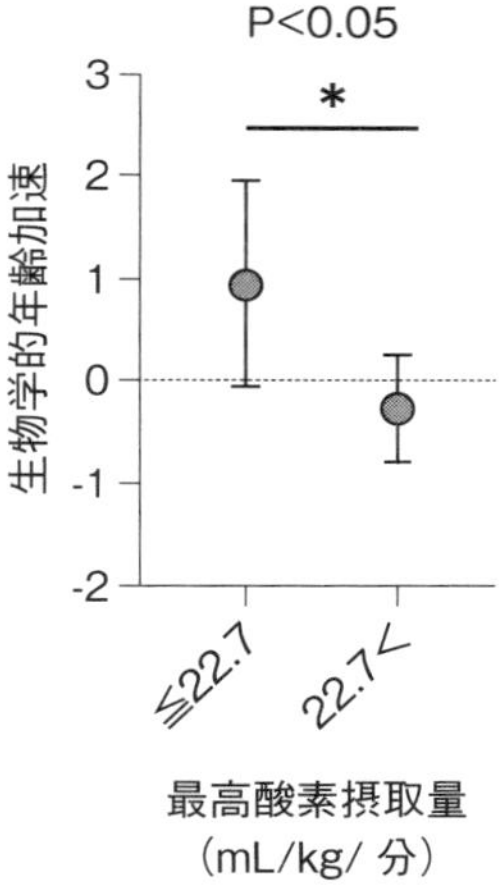

図2－7　心肺体力と生物学的年齢加速との関係
（出典）Kawamura et al.: Aging Cell, 2023

て、ＤＮＡｍ老化時計にもとづく生物学的年齢と身体的特徴、さまざまな生活習慣関連因子、および心肺体力との関係を明らかにすることを試みたのです。

　図２－７は、基準値にもとづいて群分けされた心肺体力と生物学的年齢加速との関係を示しています。心肺体力が高い群は低い群にくらべて１・３歳、生物学的年齢加速が遅れていました。

　ライフスタイル要因である喫煙と飲酒の習慣、および生活リズム（朝型と夜型）と生物学的年齢加速との関係もわかってきています

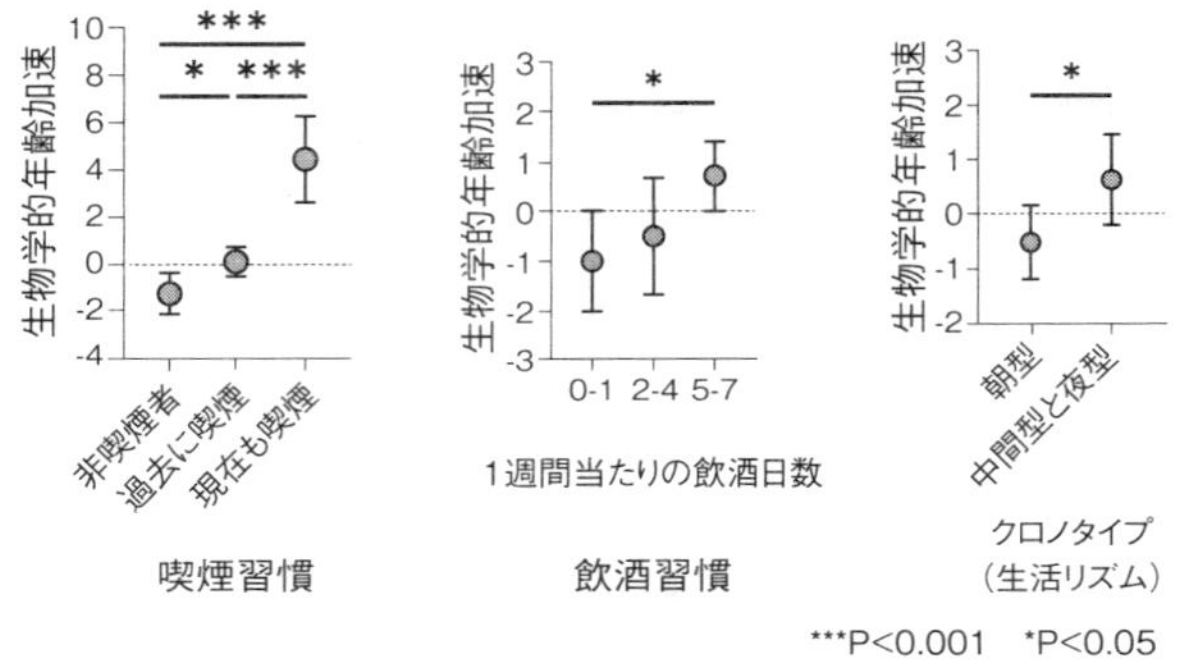

図2－8　喫煙、飲酒、および生活リズムと生物学的年齢加速との関係

（出典）Kawamura et al.: Aging Cell, 2023

（図2－8）。喫煙習慣は生物学的年齢を大きく後退させることが明らかですし、お酒の飲みすぎもよくないことが確かめられました。そして、日々の生活リズムも、朝型は生物学的年齢を遅らせる効果があることが示唆されています。

高齢になると、時計遺伝子に関わる遺伝子多型とは関係なく、生活リズムがより朝型になる傾向も明らかになっています。「髭《ひげ》」から採取した高齢男性の時計遺伝子のリズム評価によると、身体活動レベルが高く、心肺体力の高い人は、生体リズムも良好であることが示唆されており、とても興味深いです（図2－9）。

図2－10は、研究の概要を示していま

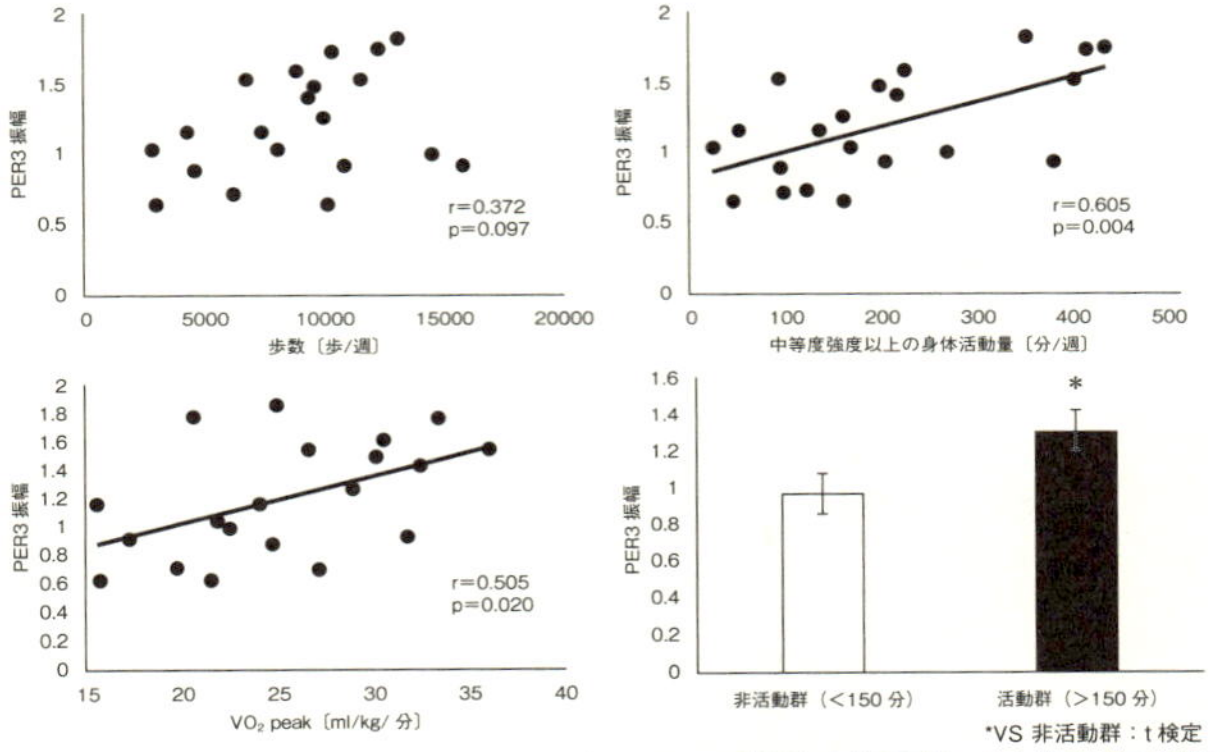

時計遺伝子のひとつであるPER3の振幅と身体活動量・体力指標に正の相関

図2－9　高齢者の髭の時計遺伝子の評価と身体活動量との関連

「時間栄養学」を専門とする柴田重信（早稲田大学名誉教授）らと共同で研究を実施した

（出典）Takahashi et al.: Sci. Reports, 2017

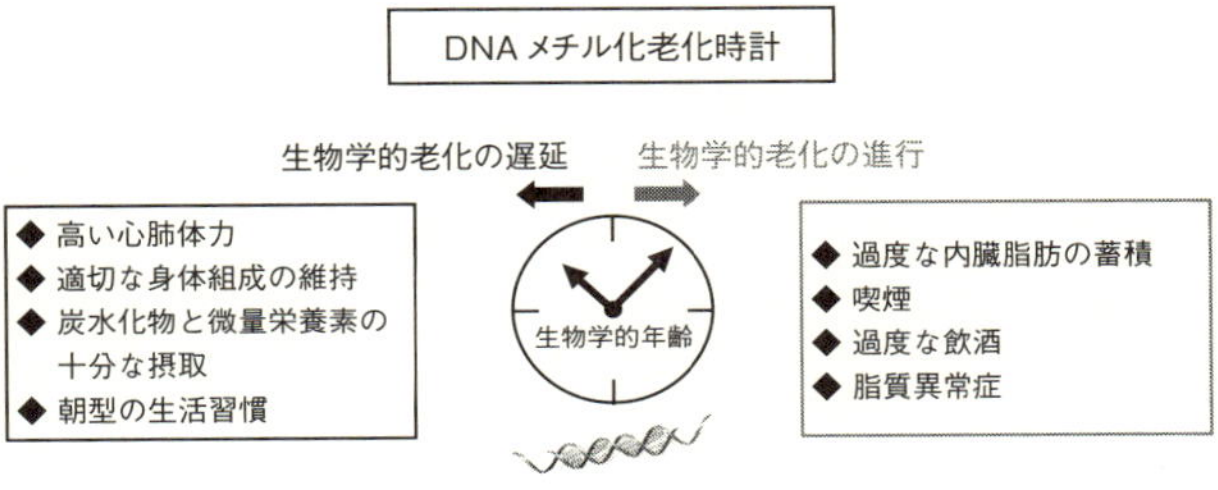

図2－10　本研究結果の概要

（出典）河村拓史ら：Aging Cell, 2023（早稲田大学プレスリリース）

す。この研究で得られた知見は、ジェロサイエンスの分野においてさまざまな意義をもつものでした。活動的なライフスタイルの選択が、生物学的老化を捉える定量可能な分子バイオマーカーに影響を与えるという結果が、はっきりと示されていたからです。これは、医療や薬に頼ることなく、ほとんど全ての人が無理なく取り組める運動の習慣化やさまざまなライフスタイルの改変を通じて、シニア世代の自立した生活の実現を目指すことができるということを意味します。これこそ、スポーツ・健康科学の理想ではないでしょうか。

2-3 老化と酸化ストレスの関係

ここまでご紹介してきたように、多くの老化理論は、加齢に伴って進行する老化のスピードに、個々人のライフスタイルが関わっていることを示唆しています。とくに、「老化のフリーラジカル理論」では、「運動」と「食事」の習慣が大きな影響をおよぼすことが指摘されているのです。

以下では、老化との関連が指摘されている酸化ストレスと抗酸化システムについて解説し、その後に、酸化ストレスに影響をおよぼす運動や食事についてみていくことにしましょう。

酸化ストレスのメカニズム

現在を生きる私たちが生活している地球の平地では、大気中に約21％の酸素が含まれています。私たちは、その酸素の恩恵を受けて、食事でとったエネルギー産生栄養素（主として糖質、脂質、副次的にたんぱく質）に含まれているエネルギーを、呼吸によって効率よく利用して、日常生活を送っています。

当たり前にこの星に存在しているように思える「酸素」ですが、地球史レベルでみると、そうとも限りません。約46億年前に地球が誕生して数億年が経過したころは、とてもわずかな酸素しか地球上に存在していませんでした。そこに、最初の生物として嫌気性菌が出現しました。

それからしばらくして、嫌気性菌は毒性作用がある酸素によるダメージを防御する機能（抗酸化機能）をもつようになりました。そして、地球上に存在している水（H_2O）の紫外線による分解や、光合成をする生物の登場によって、酸素が発生しました。やがて酸素濃度が上昇していくと、真核生物も出現しました。

真核生物の細胞内には、紫外線などによる酸化のダメージを防御するために核があり、核内には遺伝情報を保有するＤＮＡが保存されています。さらに、酸素を効率よく利用してエネルギーを生産する機能をもったミトコンドリアを細胞内に組み込んだ好気性生物が出現したことで、生物は劇的に進化します。こうして、現在の生物界が形成されていったのです。

このように、酸素の利用は生物の進化に大きなメリットをもたらしましたが、生体が酸素を利用する際には、デメリットも背負わざるをえませんでした。それが、「**酸素フリーラジカルの発生**」です。以下で詳しく説明しますが、化学が苦手な方は次の項まで読み飛ばしてくださっても大丈夫です。

フリーラジカルによる酸化ストレスとして、生体内で最も頻繁に起こっている反応の最初の段階は、「スーパーオキシドラジカル（$O_2 \cdot -$）の生成」です。それは、分子状の酸素（O_2）に電子（e^-）がひとつ添加されることによって形成されます。

スーパーオキシドラジカルは、代表的な抗酸化酵素であるスーパーオキシドディスムターゼ（SOD）によって過酸化水素（H_2O_2）に変換されます。過酸化水素は、抗酸化酵素のカタラーゼ、あるいはグルタチオンペルオキシダーゼによって水（H_2O）となり無毒化されます。ただし、過酸化水素は、鉄イオンの触媒作用によって反応が促進されると、ヒドロキシラジカル（OH・）を生成します。

ヒドロキシラジカルは、スーパーオキシドラジカルや過酸化水素にくらべて反応性が高く、生体にとって極めて毒性が高い物質です。これら反応性の高いラジカルの攻撃によって生成されるものには、過酸化脂質があります。

生体におけるスーパーオキシドラジカルの主たる生成の場所は、呼吸を行っている細胞、とくに「ミトコンドリア」です。ミトコンドリアは、有酸素的なエネルギー生産機能（エネルギー源栄養素である糖質や脂肪から酸素を利用して、後述するATPを生産する機能）を担っている細胞内小器官です。ミトコンドリア内では、エネルギー源栄養素が分解されます。そして、クエン酸回路とリンクしている電子伝達系（水素伝達系）においてチトクローム酸化酵素の働きによる4電子還元反応が起こり、水素と酸素が反応して水が生成されます。

その過程で、大量のエネルギー源物質であるＡＴＰ（アデノシン３リン酸）が生成され、さまざまな生体機能の維持に利用されます。しかし、電子伝達系において、電子の流れが起きているときには、一定程度の「１電子漏れ」が起こります。そのため、酸素フリーラジカルであるスーパーオキシドラジカルが生成されるのです（図２－11）。

生体は酸化ストレスによるダメージを防御するために、さまざまな防御システムを保持しています。そして、そのシステムは大きく「酵素的な抗酸化機能」と「非酵素的な抗酸化機能」に分けられます。

「非酵素的な抗酸化機能」は、**抗酸化ビタミン**と呼ばれるビタミンＡ、Ｅなどの脂溶性ビタミンやビタミンＣのような水溶性ビタミン、そしてある種の**ポリフェノール**が知られています。フリーラジカルによる酸化ストレスへの生体防御の第一段階は、その発生を予防することです。そのために、ＳＯＤやカタラーゼなどの酵素が機能します。そして、フリーラジカルによる過酸化を受けて生成した物質からの連鎖反応を防止するために、非酵素的な抗酸化ビタミンが機能するのです。さらに、過酸化を受けた生体成分の修復や回復には、グルタチオンやグルタチオンペルオキシダーゼなどが重要な役割を果たしています（図２－12）。

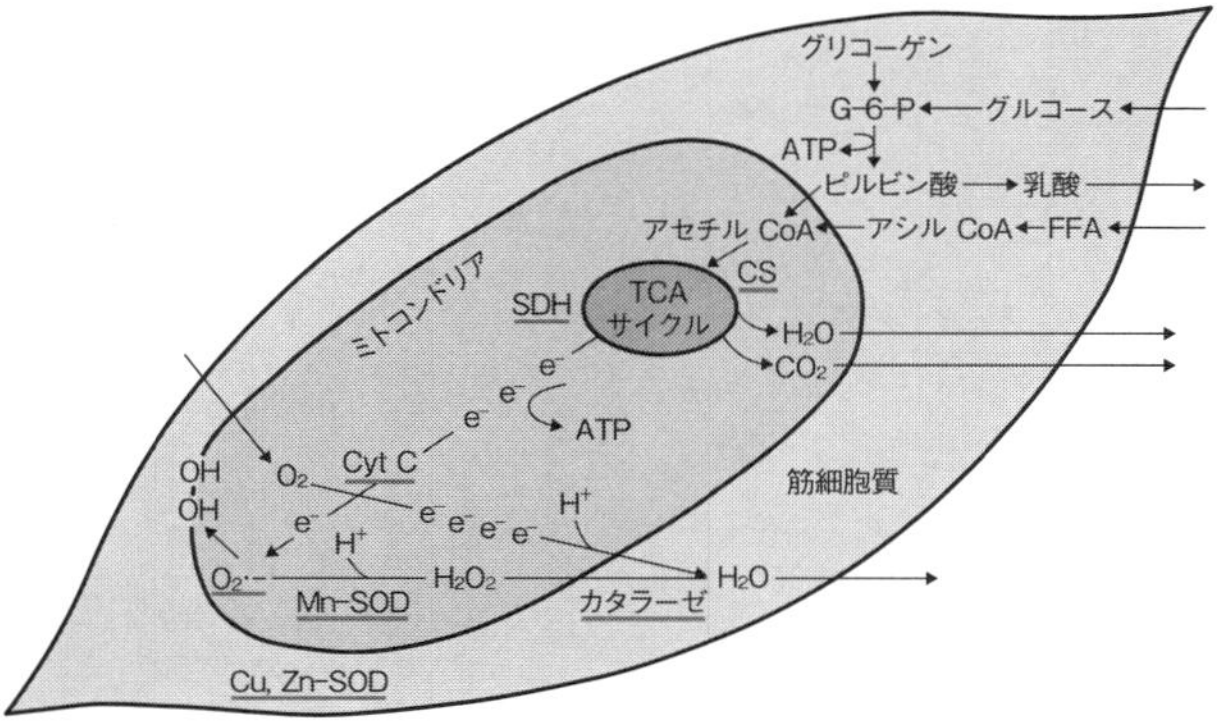

図2－11　筋肉細胞におけるエネルギー代謝（模式図）

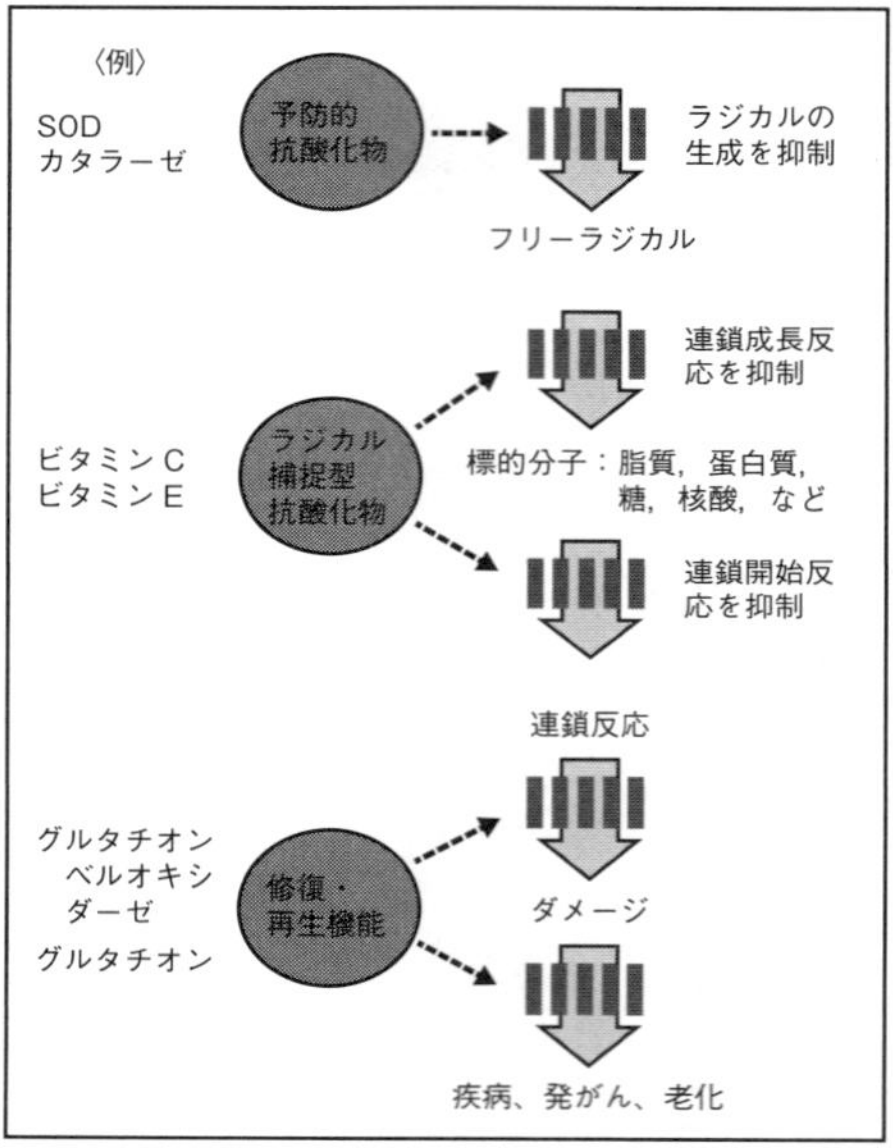

図2－12　フリーラジカルによる生体ダメージに対する防御システム
（出典）中野昭一編『図説・運動・スポーツの功と罪』医歯薬出版、1997

過酸化脂質はフリーラジカルの最終生成物のひとつです。ＥＰＡ（エイコサペンタエン酸）やＤＨＡ（ドコサヘキサエン酸）など、分子内に二重結合を多くもつ多価不飽和脂肪酸（ＰＵＦＡ）は、フリーラジカルの攻撃を受けやすく、過酸化脂質を多く生成することが知られています。このようにフリーラジカルは、生体膜の変性や酵素の不活性化などを介して生体に害作用（酸化ストレス）をおよぼしていると考えられています。

万病のもと！ 酸化ストレスの正体とは

私たち人間は大気中に約21％存在する酸素を体内に取り込み、これをエネルギー産生に利用することで生命を維持しています。しかし、エネルギー産生の際に酸素を利用する過程で、一部の酸素は活性酸素種へと変換されます。適度な活性酸素種の産生は、生体の恒常性を維持するのに不可欠ですが、生体の抗酸化能力を上回る過剰な活性酸素種の産生は酸化ストレスを引き起こします。

慢性的かつ過剰な酸化ストレスは、心血管疾患、がん、神経変性疾患、糖尿病などの病態だけではなく、老化プロセスにも関与していることが示唆されています。そのため、安静時における酸化ストレスレベルを適切な範囲にコントロールし、疾患や老化の進行を抑える方策が必要であると考えられます。そのためには、まず、安静時酸化ストレスを決定する生活習慣や生物学的因子を特定する必要があると我々の研究グループは考えました。

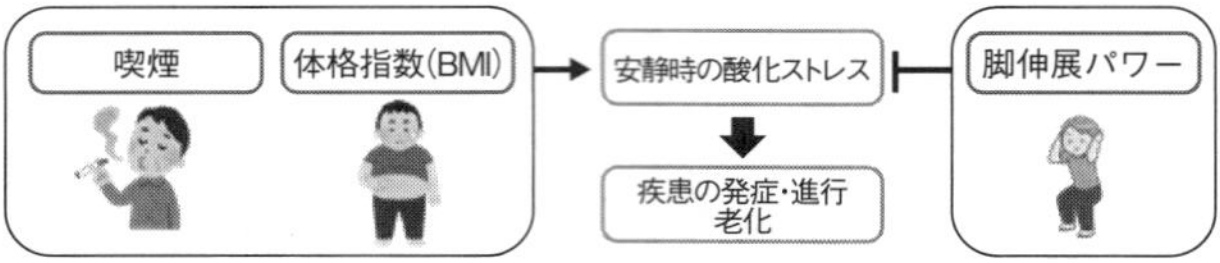

図２－13　安静時の酸化ストレスを決定する生活習慣因子の一例
（出典）河村拓史作成資料

そこで、客観的に測定された体力を含めて、安静時の酸化ストレスを決定する生活習慣および生物学的因子を明らかにする試みをしました。対象者は、早稲田大学が実施する、WASEDA'S Health Studyに参加する873名の中高年男女です。年齢、体格、生活習慣、服薬・サプリメントの摂取状況、体力、栄養摂取状況、血液中の酸化ストレスマーカーなどを調査・測定しました。その結果、「喫煙」「体格指数（ＢＭＩ）」「脚伸展パワー」の項目が、安静時の酸化ストレスと関連することが明らかになりました（図２－13）。

私たちの体内で酸化ストレスが起こるメカニズムは、非常に複雑なものです。脚伸展力などの体力指標と安静時酸化ストレスとの関係調査は今回が初めての試みで、これからの研究の進展に大きな期待がもてると考えています。

2-4
酸化ストレスの防御法

酸化ストレスのメカニズムについてお話ししてきました。それでは、老化との関連が指摘されている酸化ストレスは、どのように防御したらよいのでしょうか。ここからは、抗酸化機能に影響をおよぼす運動や食事、ライフスタイルについて解説していくことにします。

抗酸化機能におよぼす運動の影響

今日では、運動・スポーツは青少年から中高年者に至るあらゆる年齢階層に対して積極的に推奨されており、その健康増進効果を疑う人は非常に少ないでしょう。しかし、20世紀の半ばまでは、激しい運動に対する消極的な態度が、スカンジナビア諸国を除く欧米においてみられました。

そのような態度の理論的背景には、エネルギー消費率が増加するほど寿命を縮めるという老化学説の代表的なひとつである「生涯代謝量一定理論」がありました。その後、「老化過程は細胞や組織に生じるラジカルが起こす連続的な有害反応によるダメージの蓄積である」という老化のフリーラジカル理論として発展していったことは、本章の冒頭でお話ししたとおりです。

フリーラジカルには、非常に反応性の強い酸素ラジカルであるスーパーオキシドやヒドロキシラジカルのほかに、窒素酸化物、脂質ラジカルがあります。実際のところ、加齢とともに、フリーラジカルを生成する酵素の活性増加と、それによる酸化ストレスを修復する抗酸化物質の機能低下により、生体防御機能が低下していきます。

この学説を「運動」に適用すると、「強度な運動トレーニングに伴う酸素摂取の増加が、酸素から生成された有害な酸素ラジカルによる組織のダメージを増加させ、それによって老化が促進する」という考え方になります。

確かに、筋肉細胞内での酸素消費の激しい「一過性の疲労困憊運動」は、ラットの脚筋のフリーラジカル濃度と脂質過酸化の著しい増加をもたらし、ミトコンドリアと筋小胞体を損傷するとの報告がありました。しかし、「長年にわたって規則的に行われている激しい運動トレーニング」が、骨格筋の機能を損ねるという事実はそれまで報告されていませんでした。

そこで、私が1982年にワシントン大学医学部（セントルイス）に在外研究員として留学したとき、ジョン・ホロツィー（John Holloszy）博士から、動物実験による「運動トレーニングによる骨格筋の抗酸化酵素（SODとカタラーゼ）の適応的応答」という研究テーマを与えられました。

SODは、運動によって取り込まれた酸素（O_2）から派生する強力なフリーラジカルであるスーパーオキシド（$O_2^{\cdot -}$）を素早く過酸化水素（H_2O_2）に変換し、カタラーゼが生成したH_2O_2を水（H_2O）へと変換して無毒化する機能を担っています。SODには、ミトコンドリア内に局在している「ミトコンドリアSOD」と細胞質にある「細胞質SOD」があります。

「年中無休24時間営業」をしている心臓の筋肉（心筋）には、骨格筋にくらべて有酸素性エネルギー生産の担い手であるミトコンドリアが非常に多く、酸化系諸酵素の活性も高いことが知られています。それに伴ってミトコンドリアSOD活性も骨格筋にくらべて2倍以上高くなっています。持久性トレーニングによって、その活性が変わるか調べ

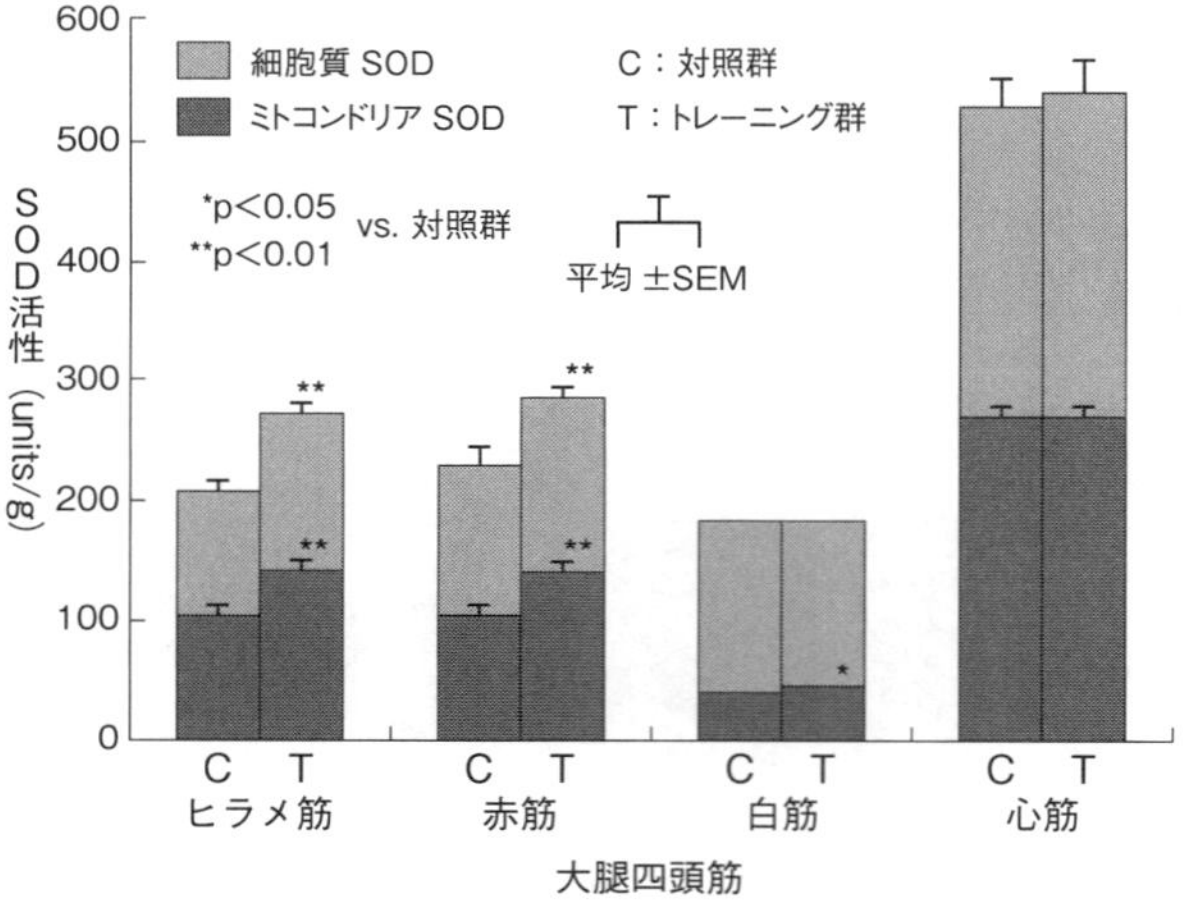

図2－14　骨格筋SOD活性におよぼす運動トレーニングの影響
（出典）Higuchi et al.: J. Gerontol., 1985

たのですが、変化はみられませんでした。また、生体の代謝機能にとって重要な役割を果たしている肝臓では、細胞質ＳＯＤ活性が他の組織にくらべて非常に高くなっています。こちらも、持久性トレーニングによる変化は認められませんでした。

さらに、この研究では、持久性トレーニングにより骨格筋のミトコンドリアのＳＯＤ活性が約30％上昇することを世界で初めて明らかにすることができました（図2－14）。この研究はアメリカの老年医学雑誌に掲載され、長年にわたって運動と老化に関する多くの論文に引用されています（J. Gerontology, 1985）。

ワシントン大学医学部での在外研究を終えた後、私は国立健康・栄養研究所（現：国立研究開発法人医薬基盤・健康・栄養研究所）で、健康な成人を対象に、一過性運動（70%VO_2max 強度で30分間のランニング）が血中脂質の過酸化におよぼす影響に関する実験を行いました。その結果、心肺体力が高く、血中脂質（コレステロール、トリグリセリド、遊離脂肪酸など）の濃度が正常で、脂質全体に占める脂質過酸化を引き起こしやすい多価不飽和脂肪酸（ＰＵＦＡ）の比率も高くない成人では、この程度の強度の一過性運動を30分行っても、酸化ストレスの一指標である血中過酸化脂質濃度には影響をおよぼさないことが示されました。

運動トレーニングの老化予防効果の源は、抗酸化機能と、それに関連するいくつかの修復酵素の活性化であるといえます。長年、抗酸化機能と運動トレーニングの関係を研究している、ハンガリー・スポーツ科学大学教授で、早稲田大学スポーツ科学学術院の連携教授でもあるジョルツ・ラダック（Zsolt Radák）博士は、運動トレーニングが細胞の核におけるＤＮＡのダメージを減少させるという動物実験データから、「習慣的な運動トレーニングは、加齢に伴う酸化ストレスを改善させ、身体機能の改善、がんなどの病気の発症率を低下させる」との仮説を提唱しています。

抗酸化機能におよぼす食事の影響

先述のとおり、抗酸化機能を有する微量栄養素としてビタミンA、C、E（抗酸化ビタミン、まとめてACEビタミン）が知られています。酸化ストレスを防ぐには、運動トレーニングを継続的に行いながら、これら抗酸化ビタミンをしっかり摂取することが大切であるといえるでしょう（ただし、抗酸化ビタミンの過剰摂取は、持久性トレーニングの効果を打ち消すともいわれていますので、摂りすぎには要注意です）。

東田一彦博士（現：滋賀県立大学准教授）を中心として行われた動物実験によって、抗酸化ビタミンであるビタミンCとビタミンEを長期にわたって摂取すると、骨格筋酸化系システムの構成要素である諸酵素が顕著に増加し、持久性トレーニングの成果にもプラスの影響を与えることが明らかになっています（図2-15）。したがって、ミドル～シニア層でも、抗酸化栄養素（抗酸化ビタミンやポリフェノールなど）を豊富に含む副菜や果物などの食品をしっかり摂りながら、自分に合ったトレーニングを継続して行えば、健康の保持・増進が図れるということです。

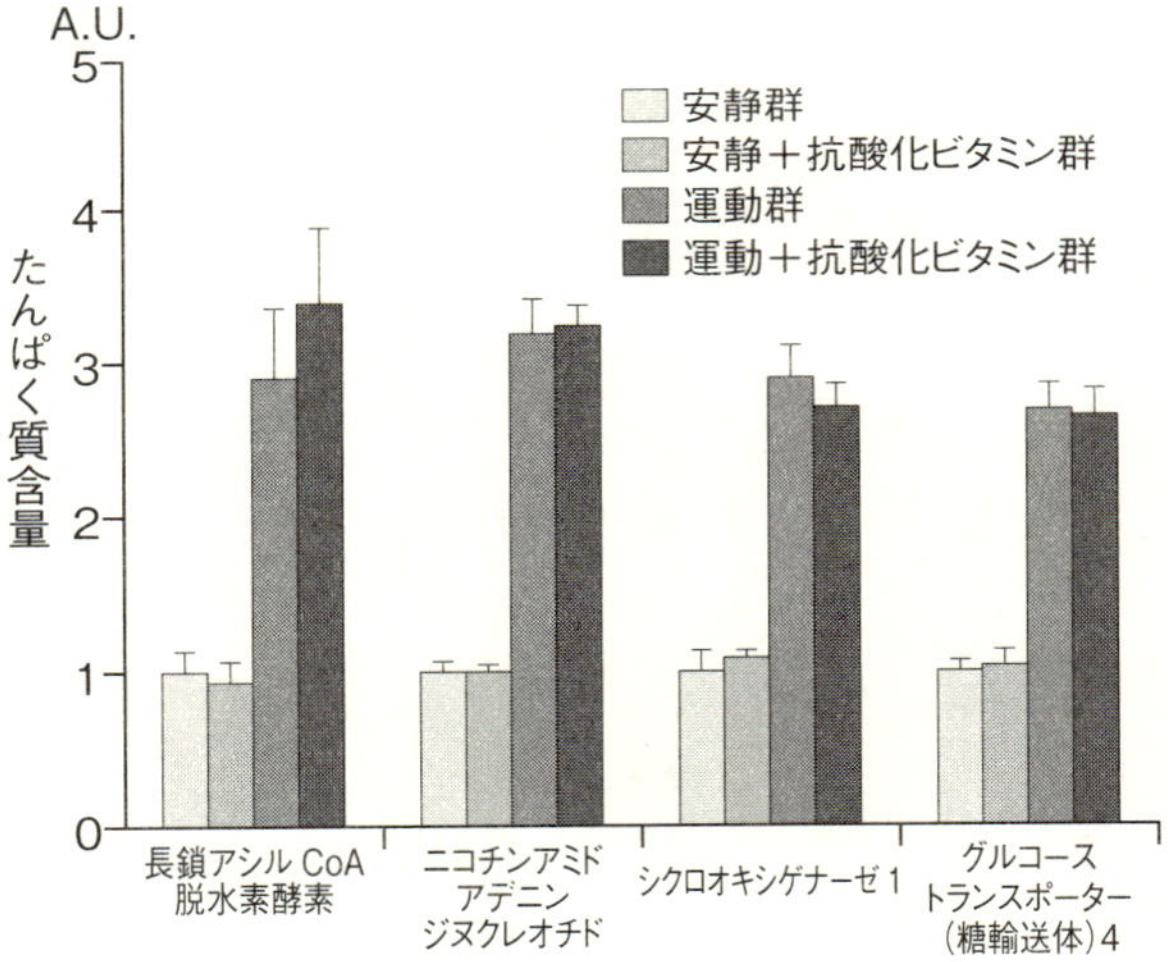

図2－15　長期の抗酸化ビタミン摂取がラット骨格筋におよぼす生化学的影響

（出典）Higashida et al.: Am. J. Physiol. Endocrinol. Metab., 2011

最後にもうひとつ、食事について述べておきたいことがあります。食事内容が体内の脂質過酸化に影響することはよく知られています。そのなかでも、二重結合の多い多価不飽和脂肪酸（ＰＵＦＡ）がたくさん含まれる食品は、血液中の過酸化脂質濃度を高めます。ＰＵＦＡには、アジやサバなどの青身魚に多く含まれているオメガ３系の脂肪酸（ＤＨＡ、ＥＰＡなど）と、植物油に多く含まれているオメガ6系の脂肪酸（リノール酸など）がありますが、これらＰＵＦＡは、日本人がよく食べる食品に多く含まれており、脂質代謝をはじめ健康に大きく影響することが明らかになっています。

私は国立健康・栄養研究所健康増進部に在籍中、食品科学の専門家と共同して、健康な成人を対象に、ＰＵＦＡとビタミンＥ（α－トコフェロール）摂取が血中過酸化脂質濃度におよぼす影響を検討したことがあります。水煮サバ缶詰にはオメガ3系ＰＵＦＡが高濃度で含まれていますので、それを6日間摂取し、さらにビタミンＥを同時に摂取するグループを設定しました。

すると、通常の食事をとっていたときとくらべて、サバ缶詰を摂取していたグループは、血中の過酸化脂質濃度に著しい増加が認められました。しかし、サバ缶詰に加えて、ビタミンＥを同時に摂取していると、過酸化脂質濃度の増加が抑制されていました。摂取していたビタミンＥによって、酸化ストレスが抑制されたのです。

この事例からも、青身魚を日々多く摂取する食生活は、血中の過酸化脂質を増やし、体内の酸化ストレスを高めるリスクがあることがわかります。その予防のためには、緑黄色野菜や柑橘系果物などの抗酸化ビタミンを多く含む食品を、適切に摂取する必要があるといえるでしょう。

次章では、健康寿命と食生活・栄養との関連について、さらに深く解説します。

PART 2

第2章のまとめ

- 老化は「恒常性を維持するための身体的能力」が低下することで起こる
- 生涯代謝量一定理論では、「エネルギー代謝が高く、酸素消費量が大きい生活をしていると寿命が短くなる」と考える
- アポトーシス理論では、「プログラム細胞死」の機能低下が老化の原因と考える
- サーチュイン遺伝子は寿命の長さを左右するとされ、「長寿遺伝子」と呼ばれる
- エピジェネティック時計やテロメア長は「老化のバイオマーカー」と呼ばれ、老化の生理学的プロセス解明のカギとされる
- 老化のフリーラジカル理論では、「酸化ストレス」を老化の原因と捉える。酸化ストレスの程度は、運動や食事、喫煙習慣などによって大きく変動する
- 「習慣的な運動トレーニング」や「抗酸化栄養素の摂取」は酸化ストレスを抑制し、身体機能の向上や病気の発症率の低下につながる

第3章

50歳からの望ましい食事法

——健康づくり研究で明らかになった「日本食のすごさ」

3-1

日本人の体質に合った栄養・食事

健康寿命を延ばす食生活・栄養摂取

厚生労働省「令和元（2019）年国民生活基礎調査」によると、介護（要支援・要介護）が必要になった原因のうち、脳血管疾患、心疾患、糖尿病などの生活習慣を要因とする疾患が全体の23％、認知症、高齢による衰弱、骨折・転倒、関節疾患などの老年症候群を原因とするものが全体の53％を占めています。

こうした原因疾患については、「栄養・食事摂取」との関連が数多く報告されており、介護予防として栄養に着目することは重要です。ミドル期からの生活習慣病の予防、およびシニアになってからの老年症候群の予防が重要だといえるでしょう。

ただし、最初に強調しておきたいのは、第1章で述べたとおり、**シニア層の健康課題**

とミドル層の健康課題は同一ではないことです。ミドル層の人々においては、メタボリックシンドロームや生活習慣病の予防という視点から、過食と運動不足による過体重・肥満が健康課題です。一方、シニア層では、加齢に伴う筋量・筋力の低下であるサルコペニアや筋・骨などの運動器の障害であるロコモティブシンドロームの予防が重要になります。

以下では、年齢範囲を明記した記述を心がけておりますので、ご自身が当てはまるところを参考にしていただければと思います。

日本人が食事で気をつけるべきこと

「日本人の食事摂取基準」は、健康増進法にもとづき、国民の健康の保持・増進を図るうえで摂取することが望ましいエネルギーと栄養素の量の基準を年齢区分ごとに示すものです。社会情勢に応じて5年ごとの改定がされており、「日本人の食事摂取基準（2015年版）」においては、高齢化の進展や糖尿病などの有病者数の増加をふまえて、生活習慣病発症の予防とともに、重症化予防を視野に入れた策定が科学的根拠にもとづいて行われました。具体的な対象としては、健康な人から、高血圧、脂質異常、高血糖で保健指導されるレベルの人、腎機能低下に関するリスクを有している人までが含まれています。

策定にあたっては、国民が健康の保持・増進を図るうえで摂取することが望ましいエネルギーの項目と栄養素の量、そして、過剰な摂取が健康の保持・増進に悪影響を与える栄養素の量が示されています。

「日本人の食事摂取基準（2015年版）」では、エネルギーの摂取量および消費量のバランス（エネルギーの収支バランス）の維持を示す指標として、体格指数（BMI）が採用されています。このことは、健康管理の基本が体重管理を行うことにあり、体重管理はつきつめると「エネルギーの管理」によるものであることを表しています。

成人におけるBMIの目標値は、50〜69歳においては20・0〜24・9（kg／㎡）、70歳以上においては21・5〜24・9（kg／㎡）となっています。この範囲にBMIを収めることは、生活習慣病の予防、高齢期のフレイル（5-3で後述）を回避するために必要な条件といえます。とくに、再三申し上げているように、男性においてはミドル期における肥満の予防、女性においてはシニア期の低栄養に注意すべきです。

さらに、「食事摂取基準（2015年版）」では、高齢者のたんぱく質摂取の重要性が示されています。高齢者の骨格筋量、筋力、身体機能とたんぱく質摂取量には、強い関連が認められています。高齢者の身体機能障害を予防するために必要なたんぱく質を摂取することはとても重要なのです。

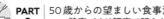

「平成26（2014）年国民健康・栄養調査」の結果によると、70歳以上のたんぱく質摂取量は男性73・0±23・9g／日、女性61・0±20・1g／日（平均±標準偏差）となっています。平均値においては、十分なたんぱく質が摂取されているかのようにみえますが、ばらつきの程度を示す標準偏差が大きいことを考慮すると、たんぱく質の摂取が不足している高齢者も多くいると思われます。

そして、「食事摂取基準（2020年版）」では、50歳以上について、より細かな年齢区分による摂取基準が設定されました。とくに、シニアの「フレイル予防」の観点から、総エネルギー量に占めるたんぱく質由来のエネルギー量の割合（%エネルギー）について、65歳以上の目標量の下限が、従来の13%から15%に引き上げられています。また、健康寿命の延伸や介護予防の観点から、75歳以上のいわゆる後期高齢者が要介護状態になる原因のひとつである「低栄養」に注意が払われています。たとえば、1日当たりのエネルギー摂取量が2000kcalである高齢者の%エネルギーが15%であれば、たんぱく質は75g以上を摂取する必要があります。**そのためには、良質なたんぱく質を毎食25～30g摂取しなければなりません。**

日本人に合った食事とは？

「食事バランスガイド」とは、1日に何をどれだけ食べたらよいか、望ましい食事のとり方と料理の量について、コマをイメージしたイラストでわかりやすく示したものです（図3－1）。この食事バランスガイドは、健康で豊かな食生活の実現を目的に策定された「食生活指針」（平成12〔2000〕年3月）を具体的な行動へ結びつけるために、平成17（2005）年6月に、厚生労働省と農林水産省が合同で決定しています。

食事バランスガイドは、1日当たりの食べ方について料理レベルで示しており、イラストの上から主食、副菜、主菜、牛乳・乳製品、果物の料理グループ順に並べられています。どれかが足りないと、コマが倒れてしまうしくみです。コマの上に位置する料理グループほど、しっかりと食べることが奨められています。

どれだけ食べたらいいかの量については、料理グループごとに示されており、料理の単位としては「つ（SV：サービング）」が用いられています。主食であれば、ご飯茶

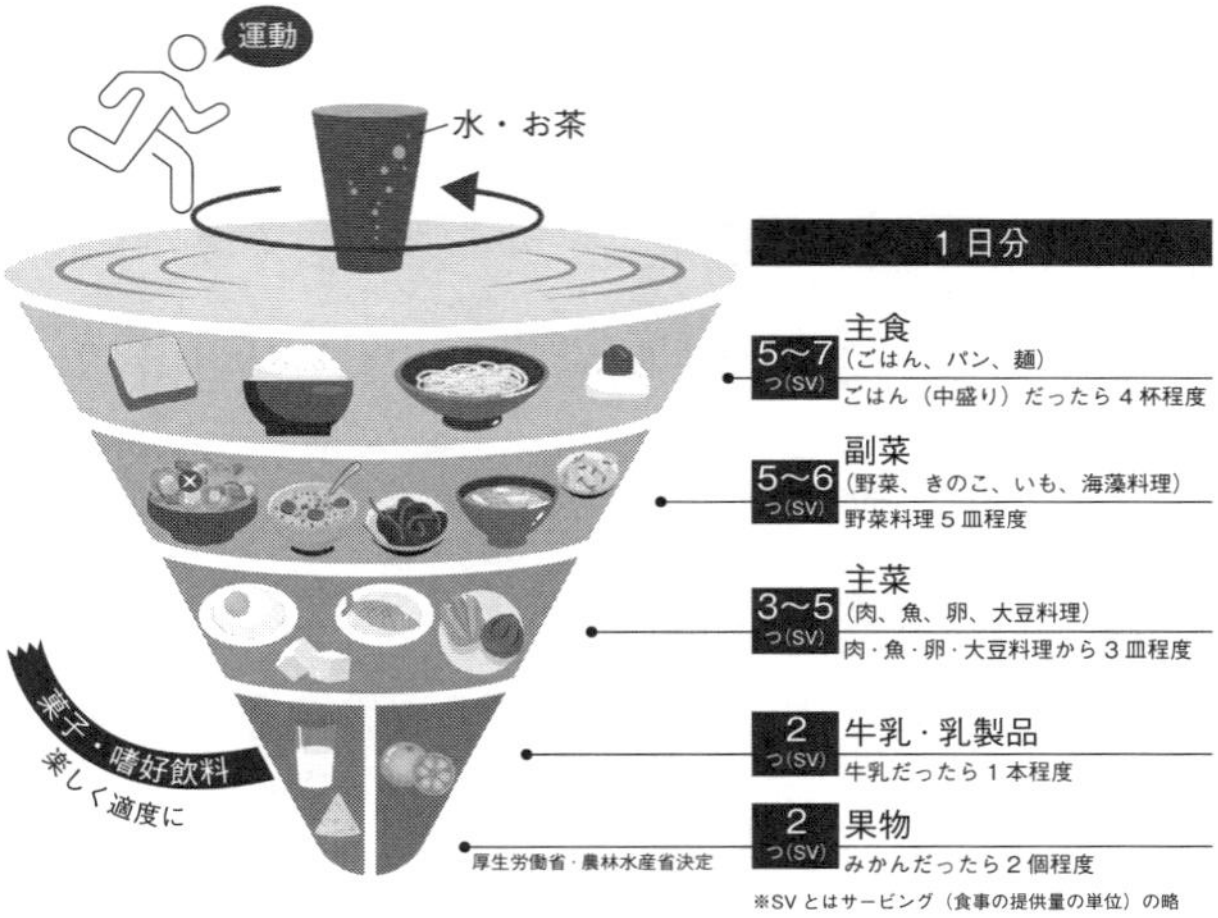

図3－1　コマのかたちをした「食事バランスガイド」のイメージ
（出典）厚生労働省・農林水産省決定、2005

碗で軽く1杯（めし70〜140g）、またはコンビニのおにぎり1個が「1つ」です。

　また、図3－1のコマをよくみると、運動の重要性とともに、**日常生活における水分補給の重要性が示されていることがわかるかと思います。**シニアの健康づくりでは、最も手軽な運動としてウォーキングが推奨されていますが、地球の温暖化により猛暑に晒される期間が長くなってきており、体温調節機能が低下しているシニア層では、発汗による脱水が原因となる熱中症予防の観点から、室内に

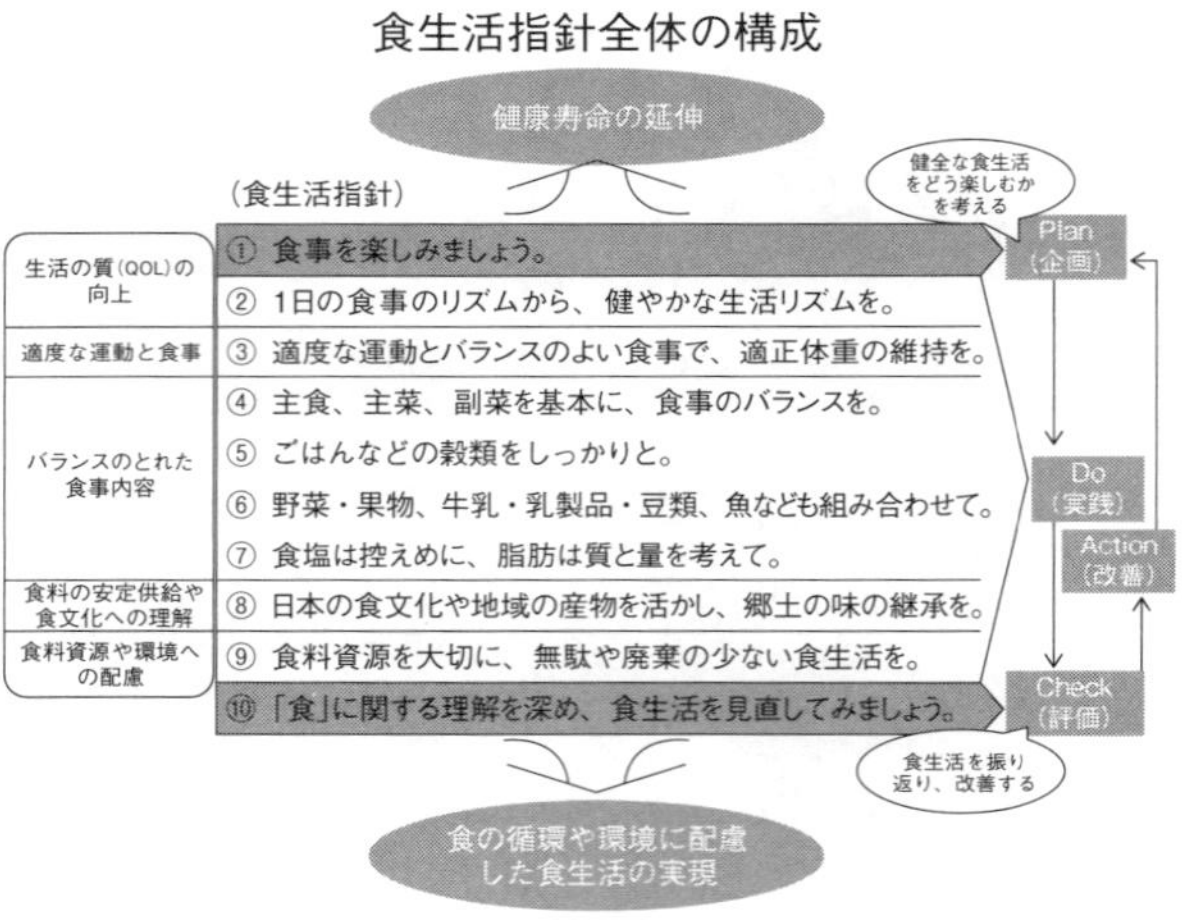

図３－２　食生活指針全体の構成

（出典）厚生労働省：食生活指針、2016

おいても水分補給が大切です。もちろん、運動中には、とくに水分補給をこまめに行うことが不可欠です。

短時間の運動の場合には、ミネラルウォーターのような真水のみでも構いません。しかし、長時間にわたる運動の場合には、電解質や糖質が適当に配合されたスポーツドリンクや経口補水液などの利用が推奨されています。なお、暑熱環境下で運動をする際には、水分補給に注意するだけでなく、運動開始前には、軽食かスナックをとっておくことも熱中症予防には重要です。

「食生活指針」は、平成28（２０１６）年に一部改定されました。その内容は、図３－２のように、①の「食事を楽しみましょう」から始まり、バランスのとれた食事内容の大切さを中心に、「食」に関する理解を深め、食生活を見直すことを奨めています。

たんぱく質はミドル控えめ、シニア多めに

米国の疫学研究では、「習慣的に高たんぱく質摂取をしているミドル層の人々は、全死亡率や生活習慣病、がんなどによる死亡率が高い」ことが指摘されています。一方で、「シニアではたんぱく質の摂取エネルギー比率が高いほうが、がんなどにかかりにくく、逆に低たんぱく質摂取では健康に悪い影響がある」とも報告されています。

前者の根拠としては、高たんぱく質摂取により血中のＩＧＦ－１（成長ホルモンの一種）の濃度が上昇し、それががん細胞の増殖を促進することによって、がんの発症と関連する可能性が指摘されています。しかし、ミドル層においてはそうでも、シニアではそのような傾向が認められないというのは、注目すべきエビデンスです。

サルコペニアは加齢に伴う骨格筋の萎縮・機能低下で、シニアに多く発症する疾患で

す。サルコペニアの予防には、適切なたんぱく質摂取とレジスタンス運動（筋トレ）が効果的です。しかし、シニアは筋トレのみだと筋力の増加が認められず、同時に適切なたんぱく質摂取が重要であることが報告されています。

日本の70歳以上の高齢者では、ＢＭＩ（体格指数）が22・5〜27・4の範囲が最も死亡率が低いことが明らかとなっています。先述のとおり、ミドル層では主菜を適量にし、野菜など副菜をしっかりとるような食生活が、メタボ予防、そして健康の保持・増進にとって重要だといえますが、シニア層においては、肉、魚、大豆製品などのたんぱく質豊富な主菜をしっかりととりながら、バランスのとれた食事に配慮することが、ロコモ予防、さらにはフレイル予防のためにも望まれるのです。

「食欲がわく運動」でロコモ予防

運動様式の分類方法はいくつかありますが、重力負荷がかかるかどうかで分ける方法があります。それは、「ウェイトベアリング・エクササイズ（ＷＢ）」と「ノンウェイトベアリング・エクササイズ（ＮＷＢ）」です。

具体的には、ＷＢにはエアロビックなウォーキング、ジョギング、ランニング、バレーボール、バスケットボール、テニスのような球技系スポーツがあります。これらWBは骨健康にはよい効果が期待できますが、負荷がかかりすぎると、とくに膝の障害を引き起こすリスクが高くなります。一方、NWBには、スイミング、サイクリング、そしてローイング（ボート漕ぎ）などがあり、膝にやさしいスポーツといえます。

ここでは、それらのスポーツが、その実施後の食欲にどう影響をおよぼすかを考えてみたいと思います。WBとして、日本ではすべての人々が子どものときから行ってきている縄跳び、そしてNWBとして、自転車エルゴメータによるサイクリングを例として、私のゼミに所属する学部学生を対象に実施した研究を紹介します。

この研究では、図3－3のような結果が出ました。30分間の縄跳びの後は、主観的な食欲レベル（VAS：0～100で示した視覚的評価スケール）が運動前にくらべて著しく落ち、運動後30分ほどのあいだ、食欲は十分に回復しませんでした。一方、サイクリングでは、運動中、および運動直後には食欲はやや落ちていましたが、運動後には食欲がむしろ増進していました。

まだ仮説の域を出ていませんが、この結果には運動中の「消化器官の上下動」が影響しているのではないかと考えています。運動後に食欲が速やかに回復し、消費したエネ

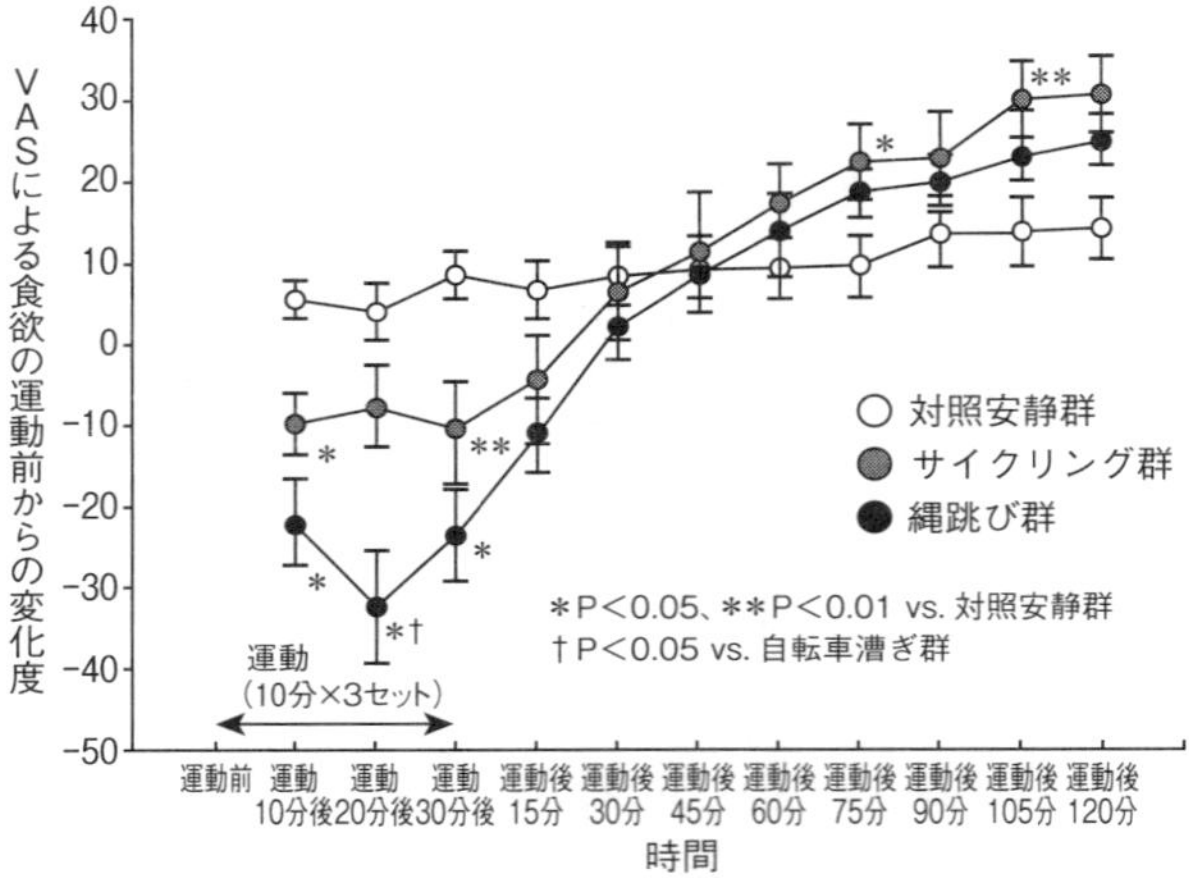

図3－3　運動様式の違いが食欲におよぼす影響

（出典）Kawano et al.: Appetite, 2013

ルギーの補給がしっかり行われるということは、ＮＷＢの運動は低体重からサルコペニアになるリスクのあるシニア層にとって、好都合なエクササイズ・ツールであることを意味します。

3-2

健康長寿と日本食

食事パターンとは

食事は多様な食品が組み合わさっており、食品に含まれるさまざまな栄養素も体内において複合的に作用します。そのため、近年では、食事を総合的に評価するために、食事調査により推定された複数の食品摂取量を変数とし、「食事パターン」として抽出する手法が注目されています（図3－4）。

抽出された食事パターン（主成分）と各食品（変数）とのあいだには両者の関わり合いを示す数値があり、その数値によって食品摂取の特徴を評価することができます（図3－5）。たとえば、日本人を対象とした食事パターンの研究では、野菜、きのこ、海藻、大豆製品、魚、果物の摂取を特徴とする食事パターンが第1番目に抽出されていま

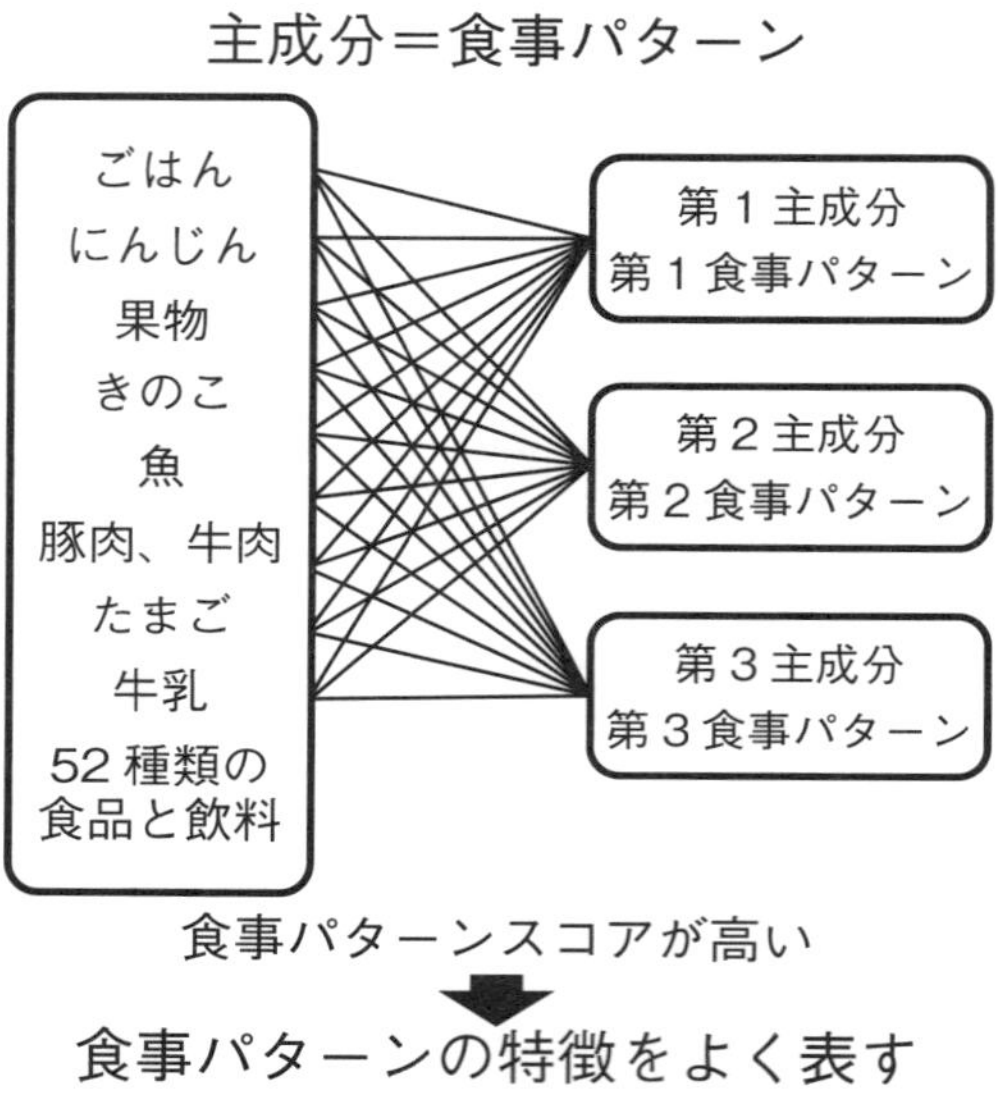

図3－4　主成分分析による食事パターンの抽出法
（出典）伊藤智子らの資料

す。この食事パターンは、いわゆる「ヘルシーな日本食」と一致するものでした。以下では、こうした特徴をもつ食事パターンを「ヘルシー日本食パターン」と表記します。

　また、各食事パターンには個人の得点があり、その得点が高い者ほど、その食事パターンへの関与が顕著であることを意味します。ヘルシー日本食パターンでいうと、得

郵 便 は が き

112-8731

料金受取人払郵便

小石川局承認

1143

差出有効期間
2026年 1 月15
日まで

東京都文京区音羽二丁目
十二番二十一号

講談社
ブルーバックス 行

愛読者カード

あなたと出版部を結ぶ通信欄として活用していきたいと存じます。
ご記入のうえご投函くださいますようお願いいたします。

(フリガナ)
ご住所 〒

(フリガナ)
お名前　　ご年齢　　歳

電話番号

★ブルーバックスの総合解説目録を用意しております。
ご希望の方に進呈いたします（送料無料）。
1 希望する　　2 希望しない

TY 000019-2312

この本の タイトル	(B番号　　　　)

①本書をどのようにしてお知りになりましたか。
1 新聞・雑誌（朝・読・毎・日経・他：　　　　　　）　2 書店で実物を見て
3 インターネット（サイト名：　　　　　　　　）　4 X(旧Twitter)
5 Facebook　6 書評（媒体名：　　　　　　　　　　　　　　）
7 その他（　　　　　　　　　　　　　　　　　　　　　　　　　）

②本書をどこで購入しましたか。
1 一般書店　2 ネット書店　3 大学生協　4 その他（　　　　　　）

③ご職業　1 大学生・院生（理系・文系）　2 中高生　3 各種学校生徒
4 教職員(小・中・高・大・他)　5 研究職　6 会社員・公務員(技術系・事務系)
7 自営　8 家事専業　9 リタイア　10 その他（　　　　　　）

④本書をお読みになって（複数回答可）
1 専門的すぎる　2 入門的すぎる　3 適度　4 おもしろい　5 つまらない

⑤今までにブルーバックスを何冊くらいお読みになりましたか。
1 これが初めて　2 1～5冊　3 6～20冊　4 21冊以上

⑥ブルーバックスの電子書籍を読んだことがありますか。
1 読んだことがある　2 読んだことがない　3 存在を知らなかった

⑦本書についてのご意見・ご感想、および、ブルーバックスの内容や宣伝面についてのご意見・ご感想・ご希望をお聞かせください。

⑧ブルーバックスでお読みになりたいテーマを具体的に教えてください。今後の出版企画の参考にさせていただきます。

★下記URLで、ブルーバックスの新刊情報、話題の本などがご覧いただけます。
http://bluebacks.kodansha.co.jp/

第1主成分 ヘルシー日本食パターン		第2主成分 晩酌型食事パターン	
にんじん・かぼちゃ	0.7	脂がのった魚	0.4
根菜		ビール	
緑葉野菜		脂が少ない魚	
だいこん・かぶ		焼酎	
きのこ		骨ごと魚	
キャベツ		いか・たこ・えび・貝	
海藻		日本酒	
レタス・キャベツ（生）		魚の干物	
豆腐・油揚げ		ワイン	
トマト		レバー	0.3
いも		ウイスキー	
その他の果物			
かき・いちご	0.4		
柑橘類			
		アイスクリーム	
ご飯（めし）		せんべい	
ラーメン		洋菓子	
ビール	−0.5	パン	−0.5

図3－5　主成分分析による食事パターンとそれを構成する食品の特徴

（出典）伊藤智子らの資料を一部改変

点が高い集団ほど、生活習慣病や身体機能障害を有する該当者が少ないことが報告されています。

日本食は「からだにいい」

私たちは、日本人の代表的な食事パターンのひとつである「ヘルシー日本食パターン」が、ミドル・シニア層の栄養摂取にどのような影響をおよぼしているかを調べました。

厚生労働省が作成している

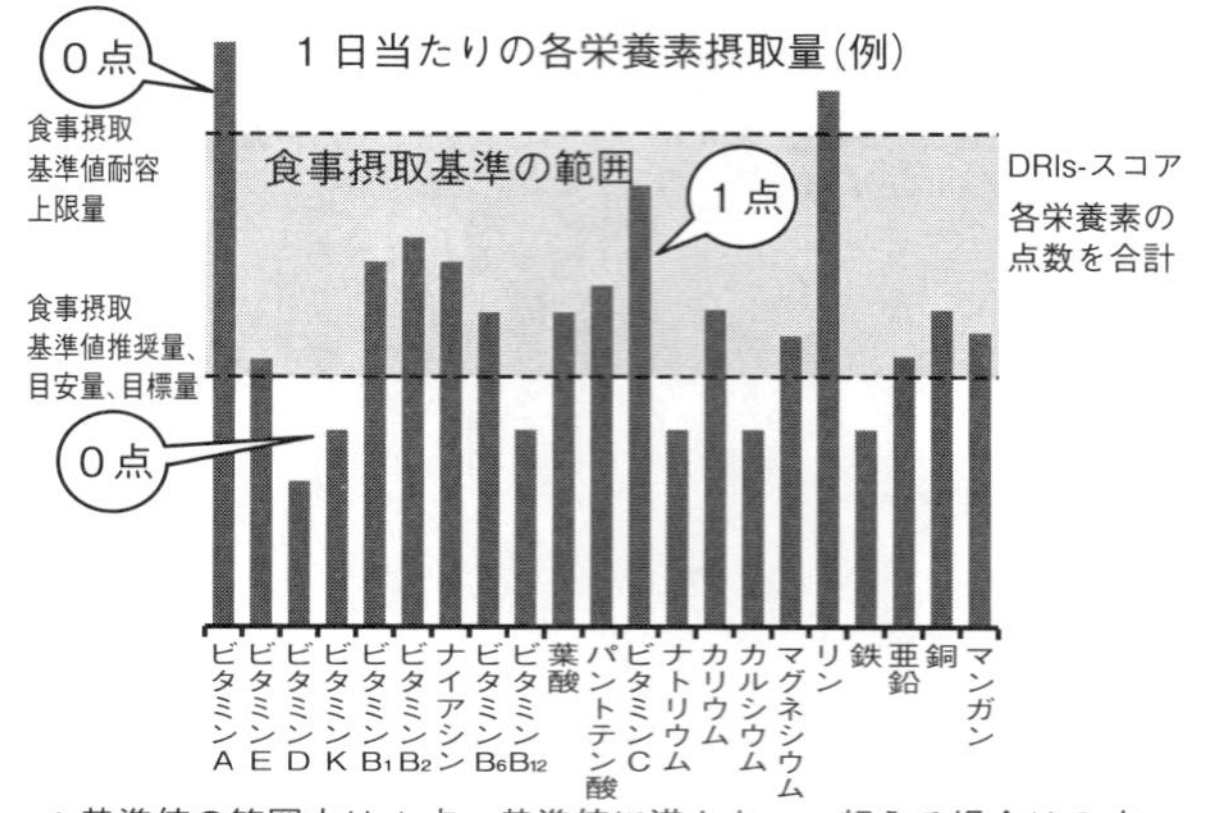

＊基準値の範囲内は1点。基準値に満たない、超える場合は0点。

図3－6　DRIs-スコアの算出例

（出典）伊藤智子らの資料

「日本人の食事摂取基準（DRIs）」には、各栄養素が過不足なく摂取できるように、適正摂取基準値（範囲）が示されています。各食事パターンにおける栄養素の摂取状況について、日本人の食事摂取基準の指標を用いてビタミン、ミネラルを含む各種微量栄養素が適正に摂取されているかどうかをスコア化し、合計点で評価したものが「**DRIs－スコア**」です（図3－6）。

このDRIs－スコアと「ヘルシー日本食パターン」との関連を、WASEDA'S Health Study に参加した40歳以上の中高年男女を対象とし

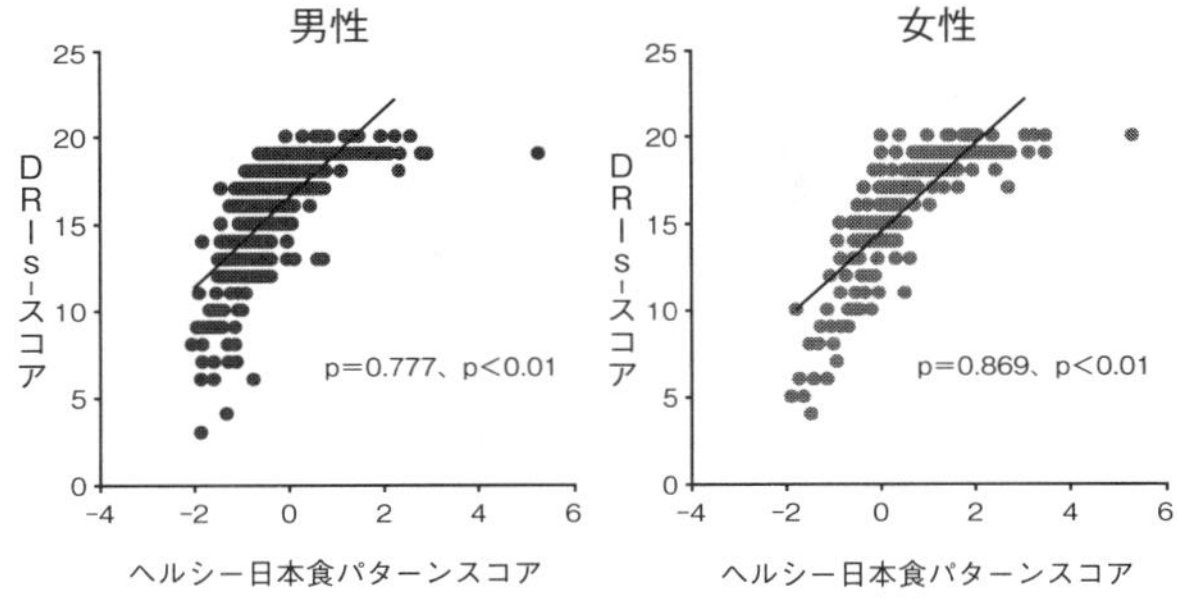

図３－７　ヘルシー日本食パターンスコアとDRIs-スコアとの関係

男女とも、ヘルシー日本食パターンスコアが高いほど、DRIs-スコアを構成する複数の微量栄養素を適正に摂取していることが示された
（出典）Ito et al.: Nutrients, 2020

て検討したところ、男女とも、このスコアが高いほど、ＤＲＩｓ－スコアが高いことが明らかとなりました。**つまり、日本食は、ビタミンやミネラルなどの微量栄養素の摂取に理想的な食事パターンであることが明らかになったのです**（図３－７）。

日本食はダイエットにも効果的

食事の総合的な評価指標である食事パターンは、世界各国において健康指標との関連が報告されています。たとえば、２型糖尿病および心疾患の主要な危険因子であり、メタボ判定において必須となる腹部肥満も、そのひとつです。

野菜、果物、豆、全粒粉の摂取を特徴と

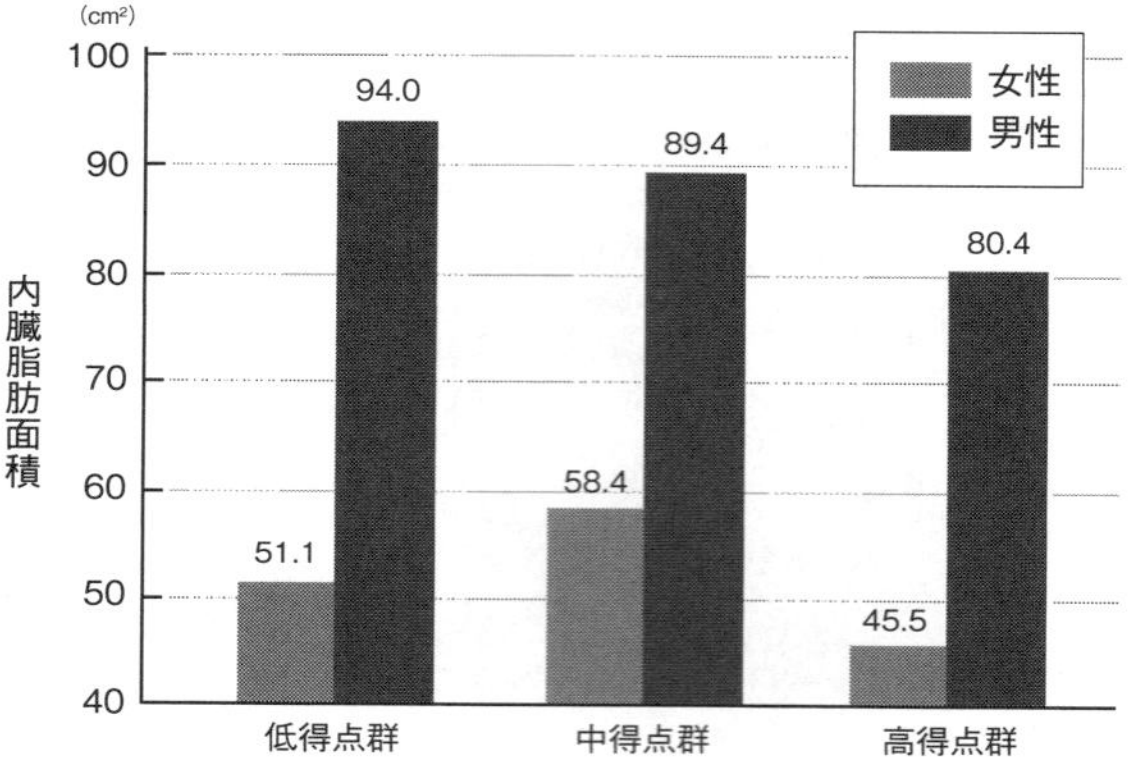

図3－8　副菜重視型のヘルシー日本食パターンと内臓脂肪面積の関係

（出典）Ito et al.: Nutrition, 2019

する「ヘルシー日本食パターン」は、すでに海外において、腹囲とは負の関連が報告されています。ただし、これまで、日本食と腹部肥満との関連は明らかにされていませんでした。そこで、管理栄養士の伊藤智子博士が中心となり、中高年男女を対象として、ヘルシー日本食パターンと腹部肥満の関連について、腹囲ならびに内臓脂肪の両指標を用いた研究が行われました。

本研究では、ヘルシー日本食パターンスコアを低得点、中得点、高得点の3分位に分類し、腹囲ならびに内臓脂肪との関連について、男女別に検討しました。その結果、男性においては、加齢、喫煙、身体活動、エネルギー摂取量、アルコール摂取量といった潜在的ライフスタイル因子の影響を取り除いても、ヘルシー日本食パターンスコア高得点群ほど有意に腹囲が低くなっていましたが、女性においては食事パターンスコア得点群間に有意な関連は認められませんでした。

同様に、ヘルシー日本食パターンスコアと内臓脂肪面積の関連においても、男性ではヘルシー日本食パターンスコアが高得点であるほど、内臓脂肪面積が有意に低くなっていましたが、男性にくらべて内臓脂肪量の少ない傾向である女性では、そのような関連が認められませんでした（図3－8）。**これらの結果は、とくに中高年男性で、副菜重視の日本食が、腹部肥満の予防に効果的であることを示唆しています。**

ミドル男性には「スタミナには肉！」という意識が強いようですが、メタボ予防を含めた健康の保持のためには、副菜重視の日本食をとることが推奨されます。

日本食は老化も抑制する

加齢による老化は、多くの疾病や死亡率の最大のリスクファクター（危険因子）です。そのため、近年では、食事パターンの介入によって、老化を抑制することが重要であると考えられるようになってきています。たとえば、イタリア、ギリシャ、スペインなどの地中海沿岸に住む人々が食べている伝統的料理である「地中海食」が、生物学的老化（エピジェネティック老化）を遅延させる可能性が示唆されています。ライフスタイル要因が生物学的老化におよぼす影響に関する研究から、抗酸化機能を有する微量栄養素（ビタミンC、β－カロテンなど）をしっかりと摂取しているシニア（65歳以上の男性が対象者）は、生物学的年齢が暦年齢よりも若いことも明らかになっています。

それでは、日本食と老化の関係はどうでしょうか。副菜重視の「ヘルシー日本食パターン」と、生物学的老化の関連を、WASEDA'S Health Study に参加したシニア男性を対象として、検討しました。

その結果、納豆や豆腐などの大豆製品や魚介類に加えて、緑黄色野菜、海藻類、そして果物をしっかりとっているヘルシー日本食パターンスコアが高いシニアほど、生物学的年齢加速が遅く、テロメア長が長いことが示されました。**すなわち、シニア男性において、副菜重視の日本食を続けることによって、生物学的老化が遅延できることがわかったのです**（図3－9）。

また、「寿命の回数券」として知られているテロメアの長さを年齢で調整してみた結

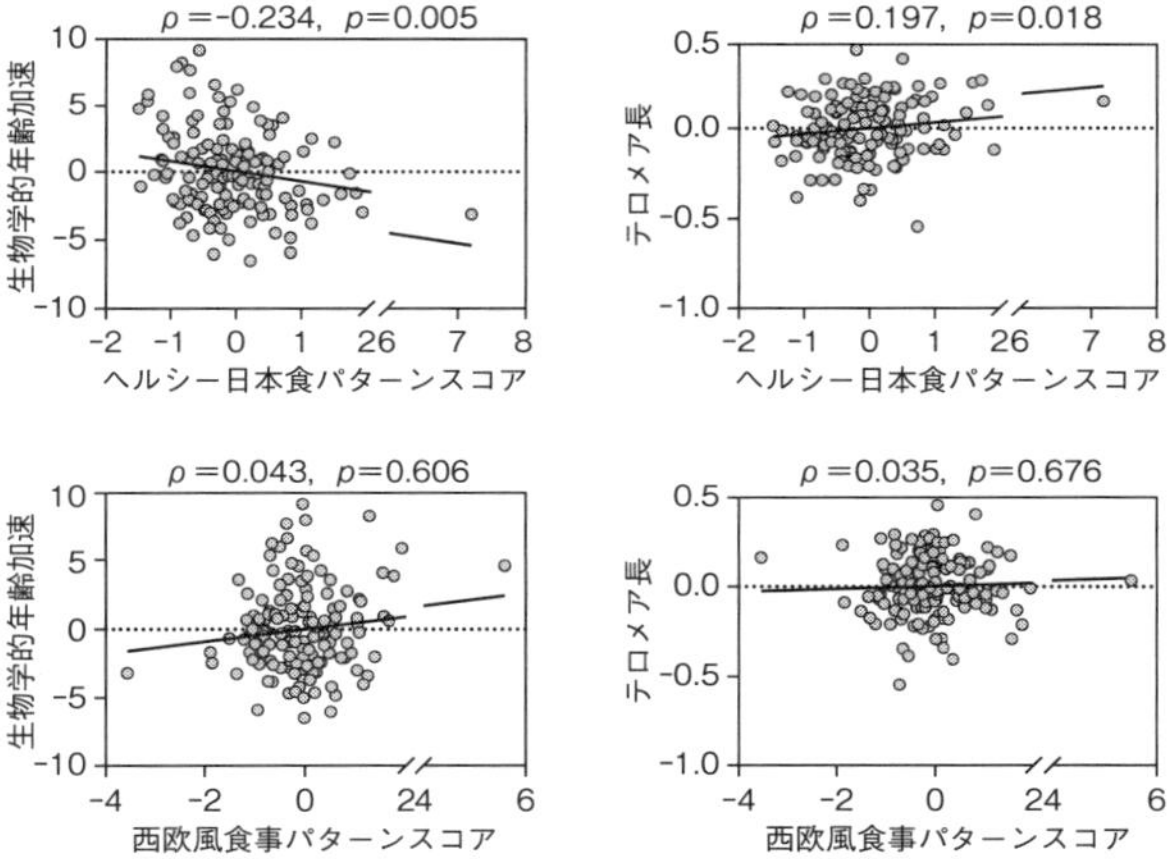

図3－9　食事パターンスコアと生物学的年齢加速、テロメア長との関係

（出典）Kawamura et al.: Front. Nutr, 2024

果も、生物学的年齢加速と同様な関連が認められました。なお、肉類、卵を多くとっている西欧風の食事パターンについては、食事パターンスコアと生物学的年齢、テロメア長とのあいだに関連が認められませんでした。

アクティブ・ライフは「動楽」と「食楽」の実践で

ここで紹介した研究は、魚、野菜、きのこ、いも、海藻、大豆製品などの食品摂取を特徴とするヘルシーな日本食が、メタボならびにロコモを予防する働きがあることも示唆しています。これらの結果は、健康に対する食事の重要性をエビデンスで示したこととなり、栄養指導の現場において、有益な資料となると思います。シニアの方々も、日頃より、主食、主菜、副菜、乳製品、果物を揃えたヘルシーな食事を心がけて、アクティブ・ライフを送っていただきたいものです。

最後にもうひとつ、付け加えたいことがあります。内臓脂肪の蓄積を運動習慣や食事摂取状況と関連させて検討した結果、男性中高年者では、中・高強度の身体活動量（MVPA）と食事（ヘルシー日本食パターンスコア）は、それぞれ独立して内臓脂肪の蓄積に影響を与えていることがわかりました。すなわち、健康づくりには運動と食事の両方の視点が必要だということです。

私は運動・スポーツを健康のための手段でなく、それ自身が目的となることを願って、「動楽」を提唱しています。そして、食事も「栄養がある」とか、「健康にいい」というだけでなく、健康によいものを楽しく食べるということで、あわせて「食楽」も推奨しています。科学的エビデンスをふまえても、やはり「動楽」と「食楽」が、アクティブ・シニアであり続ける最大の秘訣だと確信しています。

次章では、運動・スポーツについて、より具体的に考えていきましょう。

PART 3

第3章のまとめ

- 1日の食事量は、「主食（5～7つ）」「副菜（5～6つ）」「主菜（3～5つ）」「牛乳・乳製品（2つ）」「果物（2つ）」を基本に調整する
- 「こまめな水分補給」は意外な盲点。シニアの健康づくりにおいては必須
- 肉などの高たんぱく質の食習慣が健康に与える影響は年代によって異なる。ミドル層は控えめに、シニア層はしっかりと摂取すべき
- ミドル層では、女性よりも男性のほうが「食事パターン」と「内臓脂肪」の関わりが深い。男性は油断するとすぐ「腹部肥満」に
- 魚、野菜、きのこ、いも、海藻、大豆製品などを中心とした「ヘルシー日本食パターン」は、生物学的老化やテロメア長の短縮を遅らせる

第4章

一生続けられる「科学的トレーニング」

——メタボとロコモを防ぐ運動法

4-1

健康をキープする「最小限のトレーニング」

さまざまな運動・スポーツの分類

スポーツの分類で最も一般的なのは、種目によるものです。近代オリンピックでは参加選手の多さからみると、伝統的に「陸上競技」、「水泳競技」、そして「ボート競技」がメジャーなスポーツであり、それにサッカー、バレーボール、バスケットボールなどの「球技」、さらにはレスリング、ボクシング、そして柔道などさまざまな「格闘技」も行われています。それらのスポーツは「個人種目」や「団体種目」という分類もできます。あるいは、競技時間が「短い」、「長い」という分類もできるでしょう。

また、「プロ・スポーツ」、「アマチュア・スポーツ」という分類もよく行われています。「プロ・スポーツ」は職業として競技を行い、勝利が報酬に直結するのに対して、

「アマチュア・スポーツ」も、もちろん勝利を目指して競技を行いますが、報酬を得ることが目的ではなく、自己実現や達成感を得ることが主たる目的となっています。

学生スポーツは「アマチュア・スポーツ」の代表的なものですが、それは、いわゆる「体育会系」のスポーツで、多くの学生が同好会として楽しんで行っているのが、レクリエーション的なスポーツです。そして、中高年者が行っているスポーツは、ほとんどが気晴らしや健康づくりが目的のレクリエーション的なスポーツであるといえるでしょう。このようにスポーツはいろいろな視点から分類できます。

運動・スポーツを「発揮パワー」で分類する

スポーツ・運動を生理学的に分類するひとつの方法が、「**エネルギー供給システム**」による分類です。一般的に、競技時間の長さとエネルギー供給システムには強い関連があります。表4－1は、エネルギー供給という視点から分類したスポーツ種目を示しています。無酸素性（アネロビック）エネルギー供給システムが「**ハイパワー系**」に相当し、有酸素性（エアロビック）エネルギー供給システムが「**ローパワー系**」に、そして無酸素性と有酸素性の両エネルギー供給システムを併用してパワー発揮をするスポーツ

表4－1　エネルギー供給機構からみたスポーツ種目

（出典）Fox, 1979を一部改変

段階	運動時間	エネルギー供給機構	スポーツの種類（例）	パワーの種類
1	30秒以下	非乳酸性機構	砲丸投げ、100m走、野球の盗塁、ゴルフ、テニス、アメリカン・フットボールのバックスのランニングプレー	ハイパワー
2	30秒～1分30秒	非乳酸性機構＋乳酸性機構	200m走、400m走、スピード・スケート（500m、1000m）、100m競泳	ミドルパワー
3	1分30秒～7、8分	乳酸性機構＋有酸素性機構	800m走、1500m走、体操競技、ボクシング（1ラウンド）、レスリング（1ピリオド）	
4	7、8分以上	有酸素性機構	1500m競泳、スピード・スケート（10000m）、クロスカントリー・スキー、マラソン、ジョギング、ローイング	ローパワー

が「**ミドルパワー系**」に相当します。

瞬発的、あるいは10～20秒程度で完結するようなスポーツ種目（重量挙げ、投てき競技、短距離走など）は「ハイパワー系」、数十秒～数分程度のスポーツ種目（ほとんどの競泳種目、中距離走など）は「ミドルパワー系」、そして7分～数時間にわたるスポーツ種目（長距離走、競歩、クロスカントリー・スキー）は「ローパワー系」に分類されます。

エネルギー供給システムについて、「無酸素性」はさらに、「乳酸性（ラクティック）」と「非乳酸性（アラクティック）」に区分されます。当然のことですが、最大努力で持続可能な時間は、無酸素性運動では

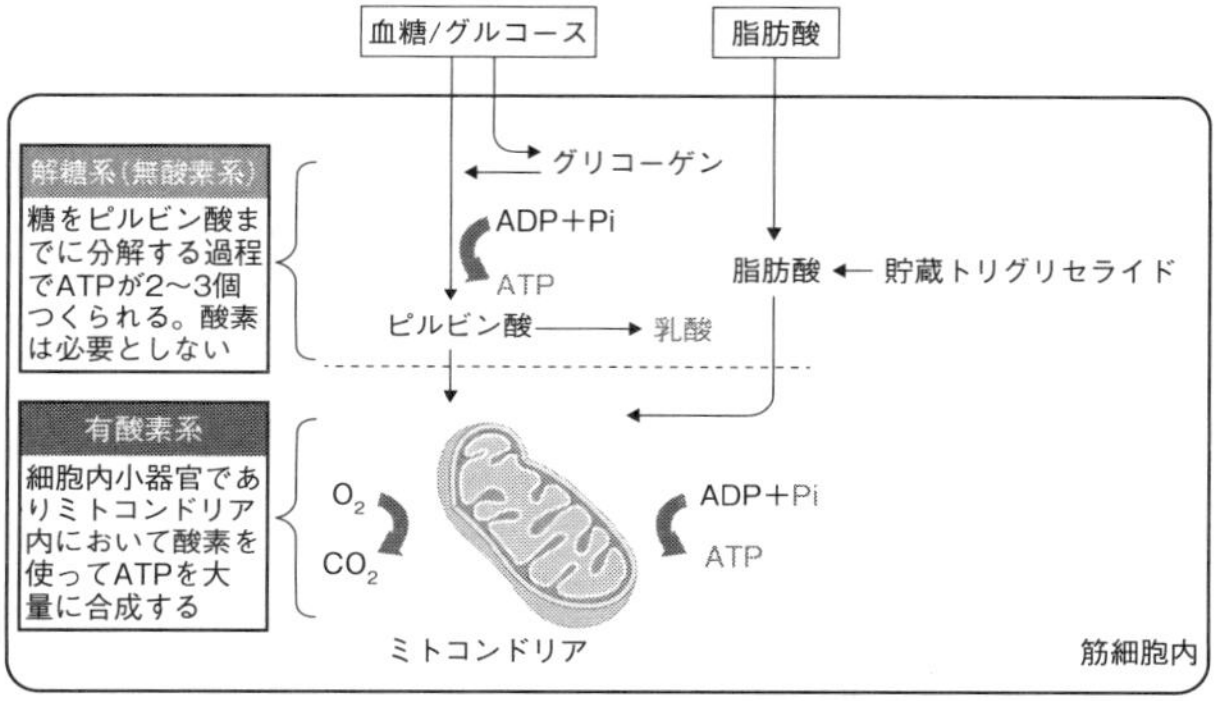

図4－1　解糖系および有酸素系によるATP再合成のメカニズム
（出典）樋口満監修『栄養・スポーツ系の運動生理学』南江堂、2018

短く、有酸素性運動では長くなります。

図4－1は、糖質を基質とする解糖系（無酸素系）、および糖質と脂質を基質とする有酸素系によるATP再合成（生成）システムを示しています。この図からも、糖質は「無酸素系、有酸素系の両システムで利用可能なエネルギー源であり、脂質は有酸素系でのみ利用可能なエネルギー源」であることがわかります。

なお、細胞内においては、解糖系は細胞質に、そして有酸素系はミトコンドリア内にクエン酸回路、電子伝達系としてシステム化されています。筋肉が糖質をエネルギー源として利用して乳酸を生成する無酸素的解糖でのATP再合成（生成）速度は、

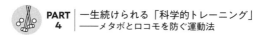

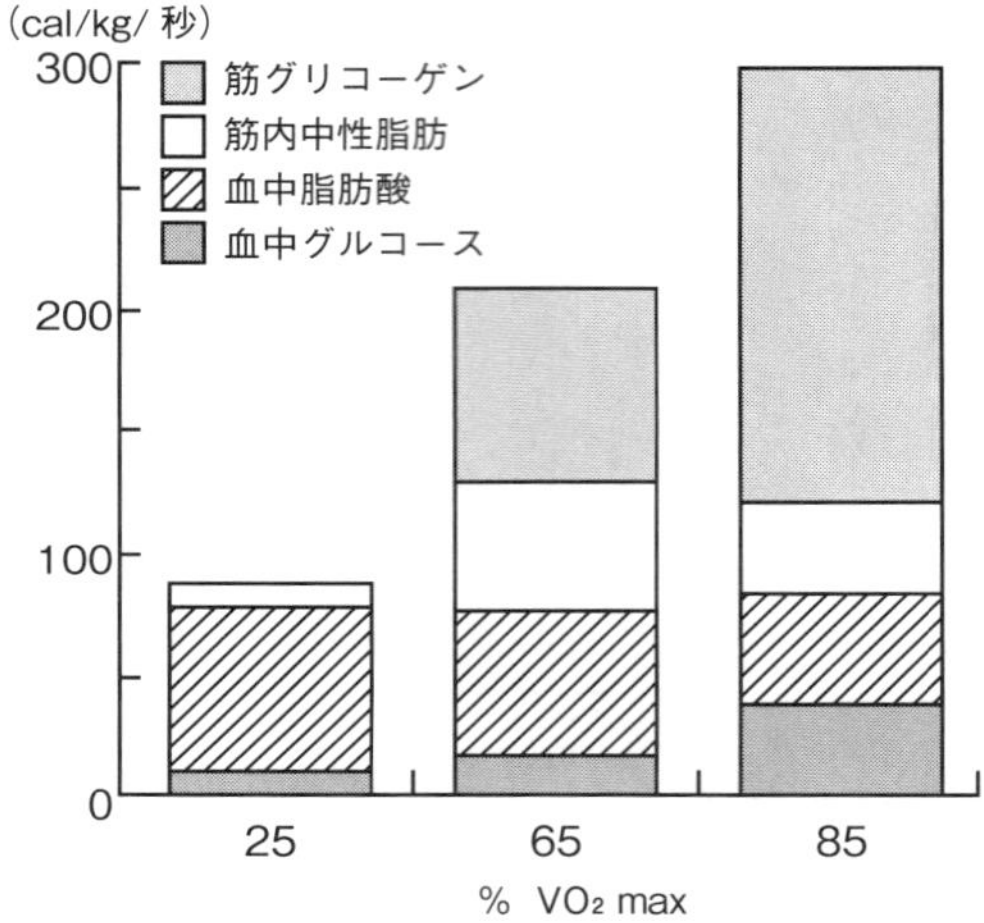

図4－2　異なる強度の有酸素性運動中に利用される各エネルギー源の比率

（出典）Romijn et al.: Am. J. Physiol., 1993

糖質の有酸素的利用にくらべて3倍ほど高く、有酸素的でのみ可能な脂質の利用とくらべると6倍ほど高いことが知られています。

図4－2は、異なる強度の有酸素性運動中に利用される各エネルギー源の比率を示しています。ウォーキング（25%VO_2max）のように強度が低いと、「筋内脂肪や血中脂肪」が多く利用され、ランニング（65～85%VO_2max）のように強度が高くなるほど、「糖質」が多く利用され

表4－2　各種トラック競技中の有酸素的または無酸素的代謝の割合

ヒトの筋におけるグリコーゲン含有量は約20g/kgである

（出典）Newsholme, E., Leech,T., Duester, G. 著、佐藤祐造監訳『ランニングの基礎と実践　トレーニングとパフォーマンスの科学』文光堂、1996

距離（m）	有酸素的代謝によるATP産生比率（%）	グリコーゲンの使用量（g/kg筋）	グリコーゲンの使用比率（%）	
			有酸素的代謝	無酸素的代謝
800	50	7.7	7	93
1,500	65	8.3	20	80
5,000	87	17.6	36	64
10,000	97	19.3	72	28
マラソン	100	20	100	0

ます。なお、この図中、25%VO_2maxの強度レベル（3～4メッツ相当）は競技スポーツでは「低強度」とみなされますが、健康スポーツでは「中強度」とされます。また、65%VO_2maxの強度レベル（8～10メッツ相当）は競技スポーツでは「中強度」とみなされますが、健康スポーツでは「高強度」レベルの運動とされています。

表4－2は、中距離から長距離のトラック競技中の有酸素的、または無酸素的代謝の割合を示しています。この表から、走る距離が長くなるほど、ATP産生に占める有酸素的代謝の比率が高くなることがわかります。とくに注目すべき点は、「距離が長くなるほど、有酸素的な筋グリコーゲンの使用比率が高くなり、マラソ

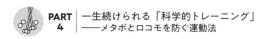

ンでは貯蔵されていた筋グリコーゲンのほとんどが有酸素的に消費される」ということです。

シニアに好ましいスポーツは？

オリンピック競技では、高い競技パフォーマンスを得るためには瞬発力やスプリント力など「ハイパワー系」のエネルギー供給能が要求される種目が多くなっています。それでは、サッカーや野球のように、競技開始から終了までの時間が長い球技系のスポーツはどう分類したらよいでしょうか。

たとえば野球は、競技時間が非常に長いスポーツですが、ローパワー系でしょうか。けれども、野球における投・打・走はいずれもハイパワー系のエネルギー供給によって、動作が発揮されていることは容易に想像することができます。野球の競技時間が長いのは、それぞれの動作間のインターバルが長いためです。したがって、野球は「ハイパワー系」ということができます。

サッカーでは、競技中のダッシュやキックではハイパワー系、ランではミドルパワー系、そしてジョグ中にはローパワー系によって産生されるエネルギーが動作に用いられており、「混合系」ともいえるでしょう。

アスリートのみならず、レクリエーションレベルでのスポーツ愛好者でも、ハイパワー系、ミドルパワー系、ローパワー系、いずれかのエネルギー供給システムを利用しています。ただ、アスリートとスポーツ愛好者との違いは、それぞれのエネルギー供給系が発揮するパワーに大きな違いがあることです。さらにシニアでは、加齢の影響もあり、いずれのパワー発揮能力も若年成人にくらべると著しく低下していますが、決して、ハイパワー系やミドルパワー系のスポーツが不適当というわけではありません。それは、いずれのエネルギー供給系に分類されるスポーツにおいても、マスターズ・アスリートとして元気に活躍しているシニアが多くいることからも明らかです。

「乳酸が疲労を引き起こす」は誤解

乳酸は糖質をエネルギー源基質とした場合にのみ、産生されます。解糖系において、乳酸が産生される場合とされない場合の違いは、「運動強度」に依存しています。酸素を十分に取り込める低い強度の運動を行った場合、糖質の分解は緩やかに進み、その分解過程で生成した中間代謝産物であるピルビン酸は、ほぼすべてがミトコンドリア内に入ります。そして、有酸素系で二酸化炭素を生成しながら、エネルギーの供給源であるＡＴＰを産生します。

一方、激しい運動を行い、必要なだけの酸素を取り込めないような条件では、糖質が大量に分解されて、ピルビン酸も大量に生成されます。そのため、ミトコンドリア内に取り込まれなかったピルビン酸は乳酸へと変換されていきます。したがって、ピルビン酸が乳酸に変換されるか、それとも、ミトコンドリア内に入って有酸素的に分解されるかは、筋肉細胞内が無酸素かどうかで決まるわけではないのです。

通常の条件下では、筋肉細胞内の酸素分圧がゼロになることはほとんどありません。したがって、糖質をエネルギー源基質とする運動に「無酸素運動」はないといっても、言い過ぎではないでしょう。

なお、乳酸を「疲労物質」と呼ぶように、**運動により血中乳酸濃度が増加することが疲労を引き起こすかのように思われがちですが、これは誤解であり、俗論です。**むしろ、血中乳酸濃度が上昇するレベルの高強度な持久性運動を継続して行えるのは、筋グリコーゲン、および血液から取り込まれたグルコース（血糖）の分解によって、乳酸が産生されるからなのです。乳酸が、多くのエネルギーを保有している中間代謝産物であるということは、ぜひ知っておいてください。

持久性トレーニングは筋肉細胞内のミトコンドリアを増加させますが、それによって、ミトコンドリア内に組み込まれているクエン酸回路、電子伝達系を構成する諸酵素群が適応的に増加し、持久性パフォーマンスを向上させます。とくに、「ミトコンドリアは脂肪が大好き」です。持久性トレーニングを通じて、脂肪酸の酸化に関わる酵素の活性が上昇すると、エネルギー源としての脂肪の利用を高めるので、筋内の糖質（グリコーゲン）を節約することができるようになりますし、ダイエット効果も期待できるでしょう。

タバタ・トレーニングとは

有酸素運動の心肺体力（ローパワー）を高める効果と、無酸素運動の能力（ハイパワー）を高める効果をあわせもった効率のよいトレーニング法が「高強度・短時間・間欠的トレーニング（ＨＩＩＴ）」です。このトレーニング法は「**タバタ・トレーニング**」と称されます。国際的な知名度があり、さまざまな競技のアスリートからフィットネスジムに通う一般人まで幅広く受け入れられている、日本で開発されたトレーニング手法

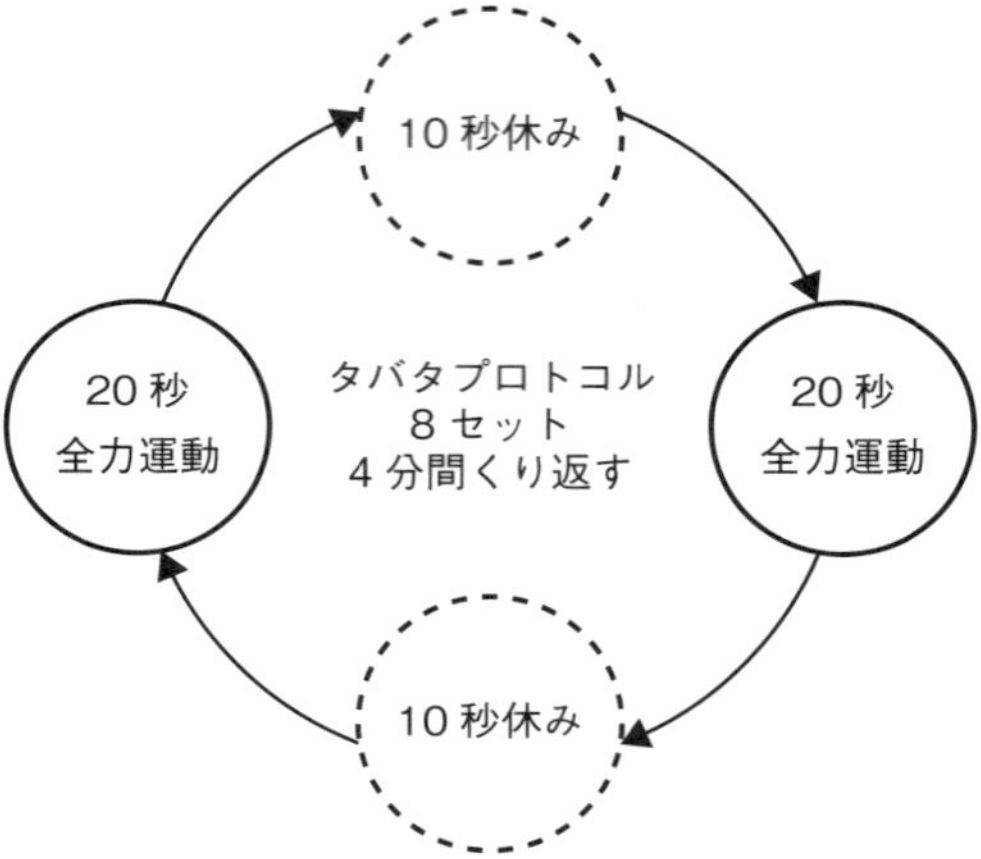

図4－3　タバタ・トレーニングの方法
（出典）樋口満『体力の正体は筋肉』集英社新書、2018

です。

「タバタ・トレーニング」は、当初はスピード・スケート選手のトレーニング手法のひとつとして、入澤孝一コーチ（現：高崎健康福祉大学教授）によって開発されたものです。

その効果を田畑泉博士（現：立命館大学特命教授）が中心となって科学的に明らかにし、世界中で知られるようになりました。その後の研究成果もふまえて、このトレーニング手法の研究開発に対しては、第22回秩父宮記念スポーツ医・科学奨励賞が田畑教授を代表者として与えられました。

その特徴を、図4-3に示します。最大の特徴は、**「全力運動20秒+10秒の休憩（レスト）」を1セットとして、8回くり返し、合計4分で終了する**というところにあります。

ここでいう「全力運動」とは、強度にすると「170%VO_2max」とされています。このレベルの高強度運動を達成するためには、たとえば自転車エルゴメータやトレッドミルを用いるのがオススメです。HIIT実行中には、全力運動中も休憩（レスト）中でも、酸素摂取量はほぼVO_2maxレベルであり、血中乳酸濃度もほぼ最大レベルに達していることが知られています。

タバタ・トレーニングは短時間で、有酸素性能力と無酸素性能力の両方を向上させる非常にユニークなトレーニングです。競技パフォーマンスの向上を目指すアスリートから一般市民まで、広く実践されています。シニアにとっても実践可能なトレーニングですが、運動強度が非常に高いので、潜在的な疾患リスクをしっかり確認してから行うべきトレーニングといえるかもしれません。

4-2

筋トレするとやせる理由

BMIと2-コンパートメント・モデル

第3章でも述べたように、BMIは「体格指数」、あるいは「肥満指数」と呼ばれています。BMIが18・5より低いと「やせ」、BMIが25以上だと「肥満」に分類されています。

「日本人の食事摂取基準2020」では、成人の年齢区分（目標とするBMI）は、男女共通で次のようになっています。

18〜49歳　（18・5〜24・9）
50〜64歳　（20・0〜24・9）

65～74歳（前期高齢者）（21・5～24・9）
75歳以上（後期高齢者）

ＢＭＩは身長と体重を計測すれば、簡単に求められます。そのため、広く健康の指標として活用されています。ただし、この指標は、身体組成（体脂肪や筋肉、骨など）が考慮されていないため、あくまでも健康を保持し、生活習慣病の発症予防を行うための要素のひとつとして扱うに留めるべきで、必ずしも健康度を適切に表しているわけではないことにも留意しておかねばなりません。

現在の身体組成研究では、体重を「体脂肪量」と「除脂肪量」の2つの要素に分ける方法がよく用いられています。これを「**2－コンパートメント・モデル**」といいます。「体脂肪量（ＦＭ）」は、エネルギー代謝活性の低い皮下脂肪、内臓脂肪、異所性脂肪などを合わせた量です。一方、「除脂肪量（ＦＦＭ）」は、体重から体脂肪量を除く、エネルギー代謝活性の低い骨、非常に高い内臓諸器官、そしてエネルギー代謝活性が中等度の骨格筋などが合わさって構成されています。

「加齢に伴う身体の変化」は男女で違う

平均的にみると、男性は女性よりも体格が大きく、除脂肪量が多く、体脂肪率は低くなっています。男女ともに20歳過ぎまでは、体脂肪量、除脂肪量のいずれも増加し、特に除脂肪量の大きな変化によって、体重も急激に増加していきます。そして、男性はその後、50歳過ぎまで、体重にそれほど大きな変化はみられません。除脂肪量が徐々に減少していく一方で、体脂肪量は増え続けていきます。一方、女性は40歳過ぎまでは体重が微増していきますが、閉経期を迎える50歳あたりから、除脂肪量の減少によって体重は微減します。ただし、体脂肪量は増加の一途をたどっていきます。

ミドル・エイジにおいては、男女ともに体脂肪量が増えて肥満となることが健康上の大きな問題のひとつとなっていますが、とくに内臓脂肪が蓄積しやすい男性では、関連したさまざまな生活習慣病のリスクが高くなりがちです。

内臓脂肪を減らすと糖尿病リスクが下がる

内臓脂肪の蓄積を必須項目とし、高血圧、高血糖、そして脂質異常を選択項目として

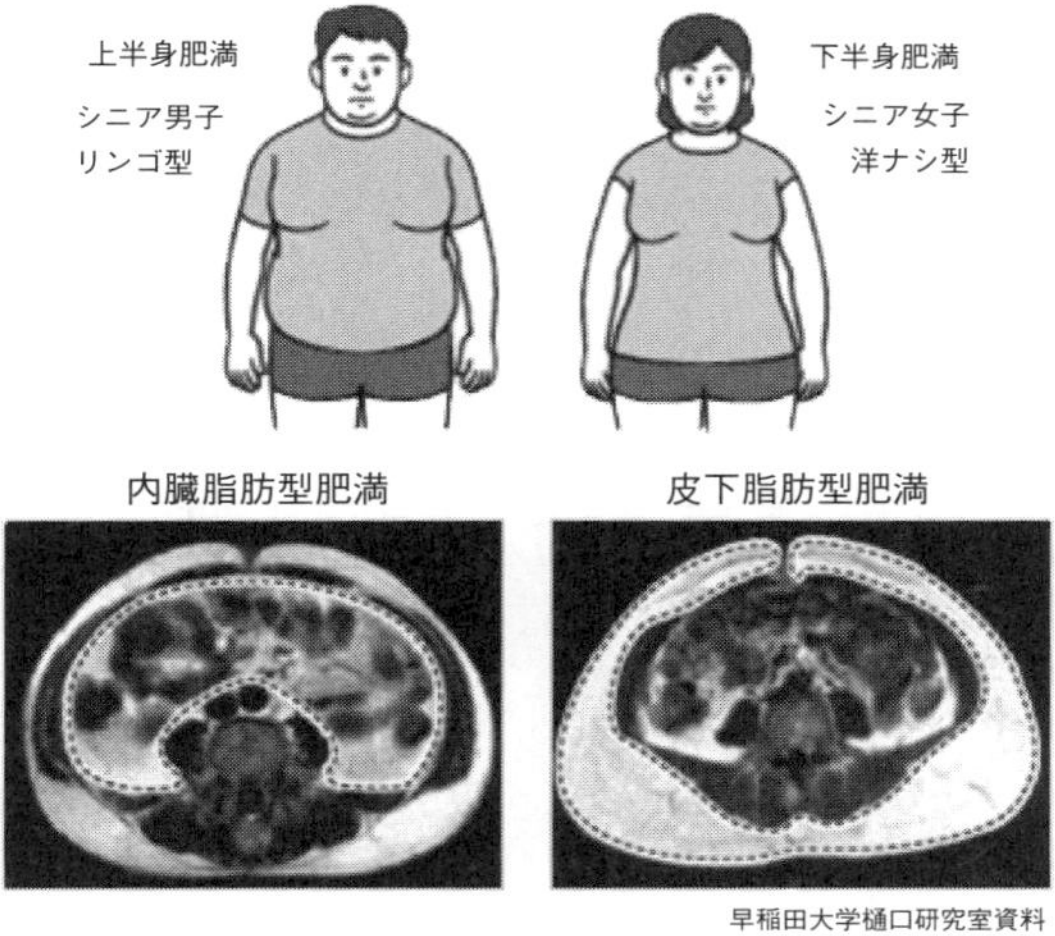

図4－4　肥満の種類
（出典）樋口満『女は筋肉 男は脂肪』集英社新書、2020

判定される複合リスクの病態がメタボリックシンドロームです。図4－4は、肥満の種類を示しています。肥満のなかでも、ミドルからシニアの男性には、内臓脂肪が蓄積した上半身肥満（いわゆる「リンゴ型肥満」）が多くみられるのに対して、女性では、腹部の皮下に脂肪が蓄積した下半身肥満（いわゆる「洋ナシ型肥満」）が多くなっています。

　ここで、私たちの調査研究をひとつ紹介します。糖尿病に罹患していない中高年男女を対象として行った、内臓脂肪とインスリン抵抗性の指標である「HOMA－R」で評価した糖尿病リスクの関係についての研究です。なお、HOMA－Rは、「空腹血糖値（mg／dL）」×「空腹インスリン濃度（μU／mL）」÷405という計算式で算出し、1・6以下は正常値、2・5以上は「インスリン抵抗性あり」と判定されます。

男性は女性にくらべて、BMIが高く（男：24・7vs.女：22・2）、さらに腹囲（男：87・2cm vs.女：79・3cm）、腹部脂肪面積（男：264cm² vs.女：218cm²）、とくに内臓脂肪面積（男：117cm² vs.女：67cm²）が多くなっていました。そして、HOMA－Rは男性が1・60、女性が1・41でした。

図4－5は、内臓脂肪とHOMA－Rとの関係を示しています。内臓脂肪とHOMA－Rの関係性は男女で大きな差がみられないことから、男女を問わず、内臓脂肪面積はインスリン抵抗性を評価するのに適した身体的指標であることがわかります。**糖尿病発症と内臓脂肪、心肺体力との関連を検討した結果、内臓脂肪が少ない、あるいは心肺体力が高い人々は、糖尿病発症リスクが低いことが明らかになりました**。この結果から、糖尿病発症リスクの低減には、やはり内臓脂肪を少ないレベルにしておくことが重要であると考えられます。

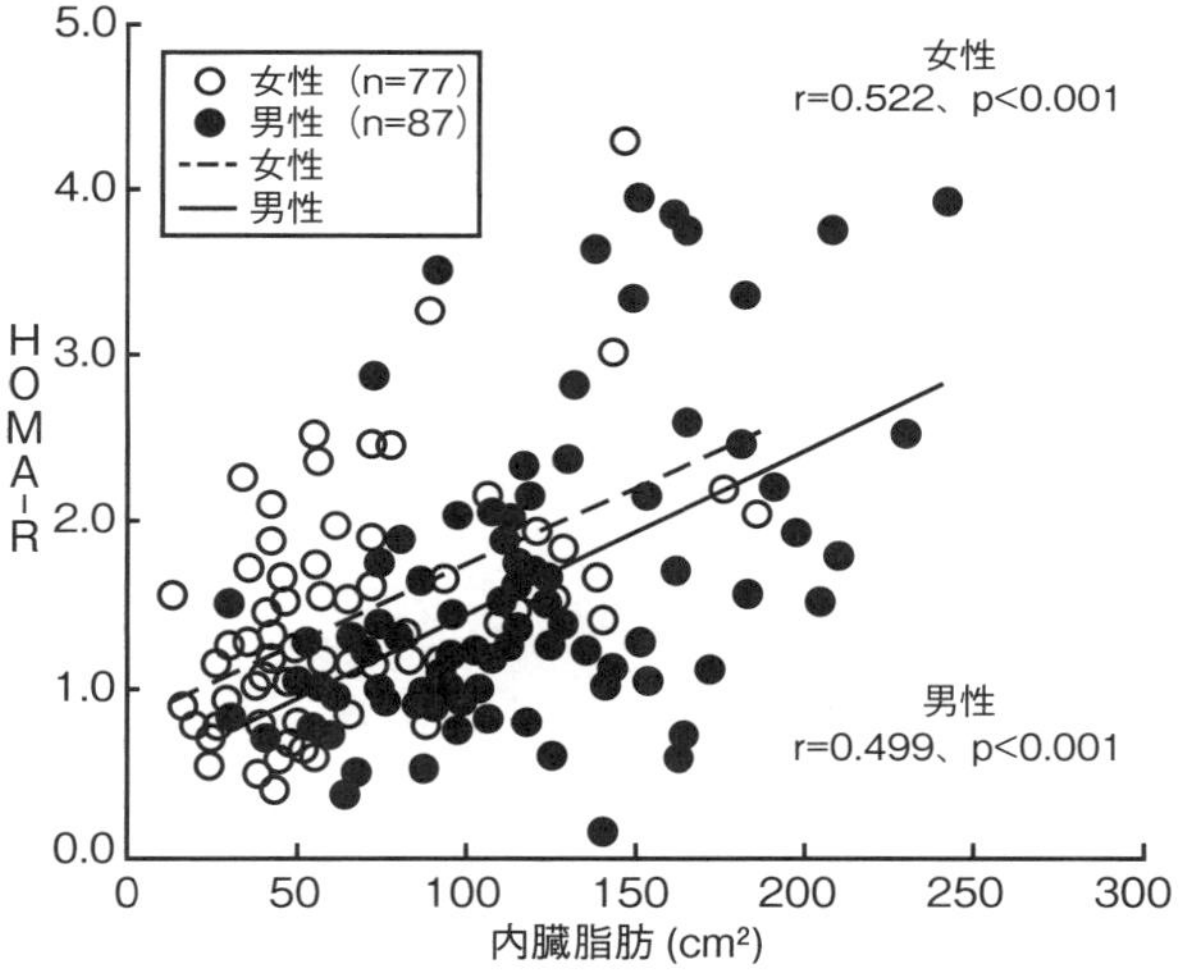

図4－5　中高年男女の内臓脂肪とインスリン抵抗性（HOMA-R）の関係

（出典）Usui et al.: J. Nutr. Sci. Vitaminol., 2010

年齢とともに落ちていく基礎代謝量

生命活動を維持し、さまざまな身体活動を行うために、からだはエネルギーを必要としています。そして、からだがエネルギーを消費する過程を「**エネルギー代謝**」といいます。1日に消費されるエネルギー（単位：kcal）の合計が**総エネルギー代謝量**で、それは**基礎代謝量**、**食事誘発性熱産生**、そして、**活動代謝量**

の3つから構成されています。

「基礎代謝量」は覚醒時での生命活動に必要な最小限のエネルギー代謝量（kcal／日）で、早朝の空腹時に、快適な室内で、安静仰臥位《ぎょうがい》（仰向けの姿勢）で測定されます。対して、安静座位（座った姿勢）で測定されるエネルギー代謝量が「安静時代謝量」で、座った姿勢を保つために筋緊張が生じるので、そのエネルギー代謝量は基礎代謝量の1・1〜1・2倍となります。活動時の強度指標であるメッツは、この安静時代謝量を基準（1メッツ）として求められています。

1日の総エネルギー消費量（代謝量）に占める活動代謝量は、個人の身体活動レベルによって異なりますが、約30％前後であり、基礎代謝量の割合は約60％程度となっています。なお、食事誘発性熱産生は10％程度です。

基礎代謝量は誕生後、体重、とくに筋肉や内臓諸器官など除脂肪量の増加とともに増え、成人期には加齢とともに減少していきます。基礎代謝量によるエネルギーが体内のどの部位でどのくらい消費されているかを知っておくことは重要です。

体重70kgの成人男性では、骨格筋は体重の40％の重量があるにもかかわらず、基礎代謝量に対するその割合は20％程度となっています。その理由は、骨格筋の代謝率（13kcal

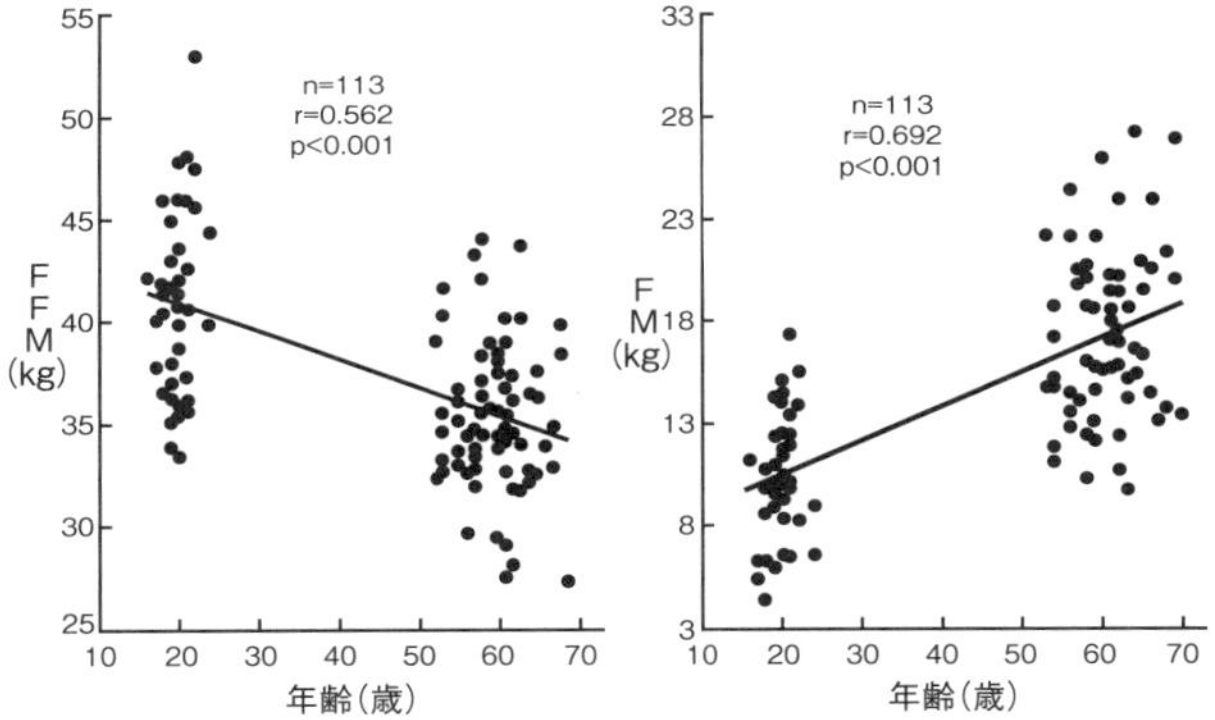

図４－６　閉経後の中高年女性および若年成人女性の除脂肪量（FFM）と体脂肪量（FM）

（出典）薄井ら：体力科学、2003にデータを追加して作図

／kg／日）は、脂肪組織や骨組織とくらべると高くなっていますが、多くの内臓諸器官（２００～４４０kcal／kg／日）にくらべてかなり低いためです。内臓は、多くのエネルギーを使って働いています。肝臓、脳の基礎代謝量に占める割合は、骨格筋とほぼ同じで約20％であり、重量が軽い心臓や腎臓でも、その割合がそれぞれ10％程度もあるということはよく知っておくべきでしょう。

　ここでは、私たちが調査した女性のデータを紹介します。図４－６から、中高年女性は、若年成人女性にくらべて筋肉など除脂肪量（ＦＦＭ）が減少

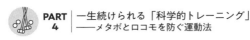

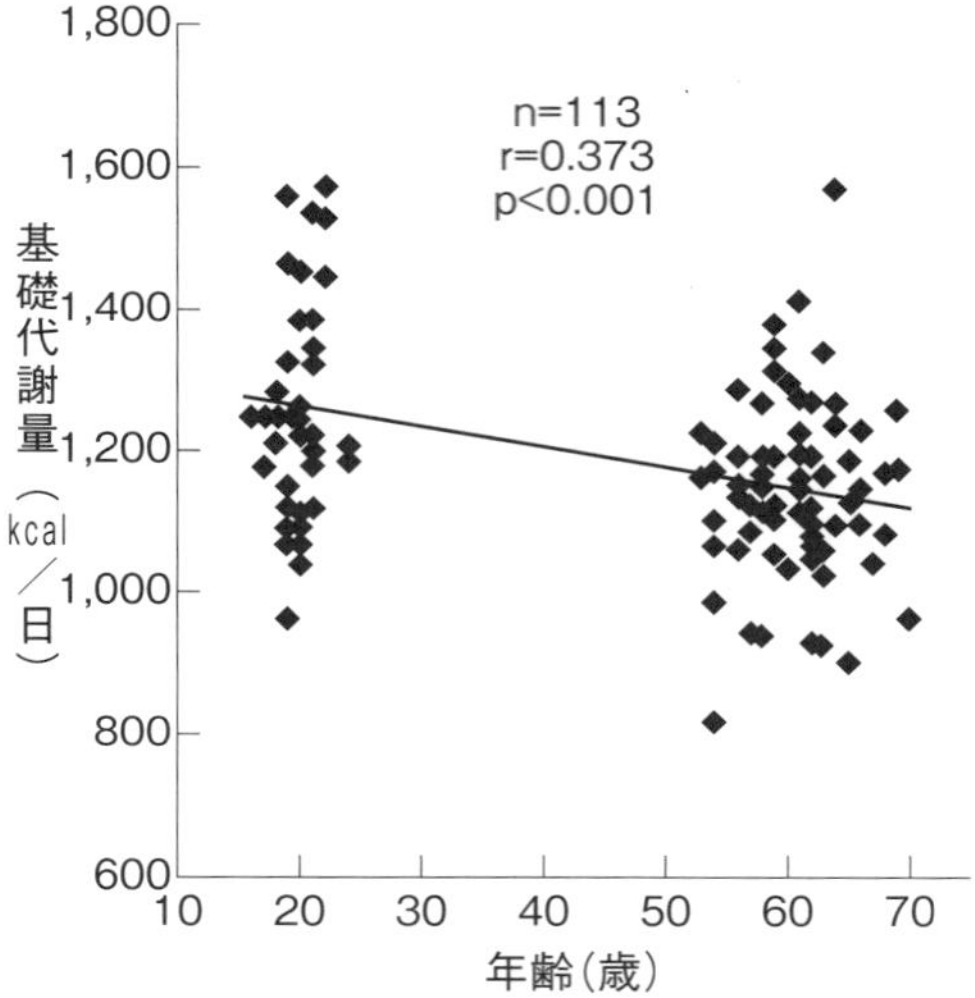

図4－7　閉経後のミドル〜シニア女性および若年成人女性の基礎代謝量

（出典）薄井ら：体力科学、2003にデータを追加して作図

し、それを埋め合わせるかのように体脂肪量（FM）が増加していることがわかります。そして、このような身体組成の変化と関連して、図4－7のように、ミドル〜シニア女性の基礎代謝量は若年成人女性とくらべて低くなっています。

筋トレで基礎代謝量は増えるか

1日の総エネルギー代謝量の約60％を占める基礎代謝量は、除脂肪量と密接な

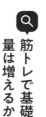

関連があり、除脂肪量のなかでも骨格筋の重量は非常に大きいので、基礎代謝量を増やすためには、筋トレで骨格筋量を増やせばよいといわれています。筋トレはサルコペニア予防のためにも推奨されている運動ですが、筋トレをして筋量を増やせば、基礎代謝が上がり、休んでいてもエネルギー消費が亢進《こうしん》して、やせる（体重、とくに体脂肪を減少させる）ことができるのでしょうか。

結論からいうと、「筋トレをすればやせる」というのは本当です。それは主として、筋トレによって消費エネルギー量が増加するためです。筋トレをして筋量がそれほど増えなくても、消費エネルギー量が増えれば、筋トレの継続によって、やせる可能性は大いに期待できるのです。

実際のところ、筋量が少ない中高年女性が、筋肉を1kg増やすのは大変です。それに、たとえ筋トレで筋肉量が1kg増えたとしても、筋肉そのものの増加によるエネルギー消費量の増加は、13kcal／日でしかありません。それに対して、1回（30分程度）の筋トレでは、おおよそ150～200kcalの消費が期待できます。**筋肉量の増加を焦る必要はありません。**

ただし、筋トレと適切なたんぱく質摂取によって筋肉が1kg増えると、量的にはわずかですが、増加した筋肉の機能をバックアップするために、エネルギー代謝率が非常に高い心臓や肝臓などの内臓諸器官のエネルギー代謝が増加して、除脂肪全体としては約30kcal／日、基礎代謝量が上昇することが明らかになっています。平均的な中高年女性の基礎代謝量（1100kcal／日）とくらべると、3％程度に相当します。わずかな量かもしれませんが、この量は日常の筋力トレーニングについてくる「ごほうび」、あるいは「おまけ」とでも考えておけばよいでしょう。

シニアにとっても、トレーニングの継続は「引き締まったからだづくり」に大いに役立つと思われます。

高齢者の「やせすぎ」には要注意

BMIと死亡率（総死亡率）の関係を、平均的なBMI（23〜24・9）の群を基準としてくらべてみると、男女とも、BMIが最も低い群（14〜18・9）が突出して高くなっています。

総死亡率に関与するファクターには、運動習慣や飲酒、喫煙、睡眠などを含むさまざまな環境要因や遺伝要因などがあげられます。中高年（中年期と前期高齢期）男性では

「肥満」がさまざまな生活習慣病の発症との関連で健康課題となっていますが、同時に、これまで若年女性で指摘されてきた「やせ」も、高齢男女でのフレイル予防と関連した重大な健康課題となっています。

第1章で述べたように、「サルコペニア」とは、加齢に伴う筋量の減少・筋力の低下です。その原因は主として「運動不足」と「低栄養」で、シニアの約10～15％がサルコペニアと判定されると推計されています。とくに男性では80歳、女性では75歳になると急増するので要注意です。サルコペニア予防には、意識的に強度がやや高い運動を行い、食事ではたんぱく質を豊富に含む肉・魚、卵、そして大豆製品などの食品をしっかりと摂取することが大切です。シニア層にはウォーキングが推奨されています。

4-3

シニアは「ふくらはぎ」に要注意

ロコモとサルコペニアの「簡単テスト」

「ロコモティブシンドローム」とは、2007年に日本整形外科学会が提唱した疾患概念です。第1章でも述べたように、和名では「運動器症候群」ですが、英語の略称である「ロコモ」が呼び名としてよく用いられます。ロコモが進行すると、介護が必要になるリスクが高くなります。

ロコモは骨、関節・椎間板、そして筋肉・神経系といった運動器のいずれか、あるいは複数に障害が起こり、歩行や日常生活に何らかの障害をきたしている状態です（図4-8）。たとえば、女性ホルモン（エストロゲン）の低下によって骨粗鬆症になる可能性が高まり、加齢に伴う筋量と筋力の低下が起きると「サルコペニア」になるのです。

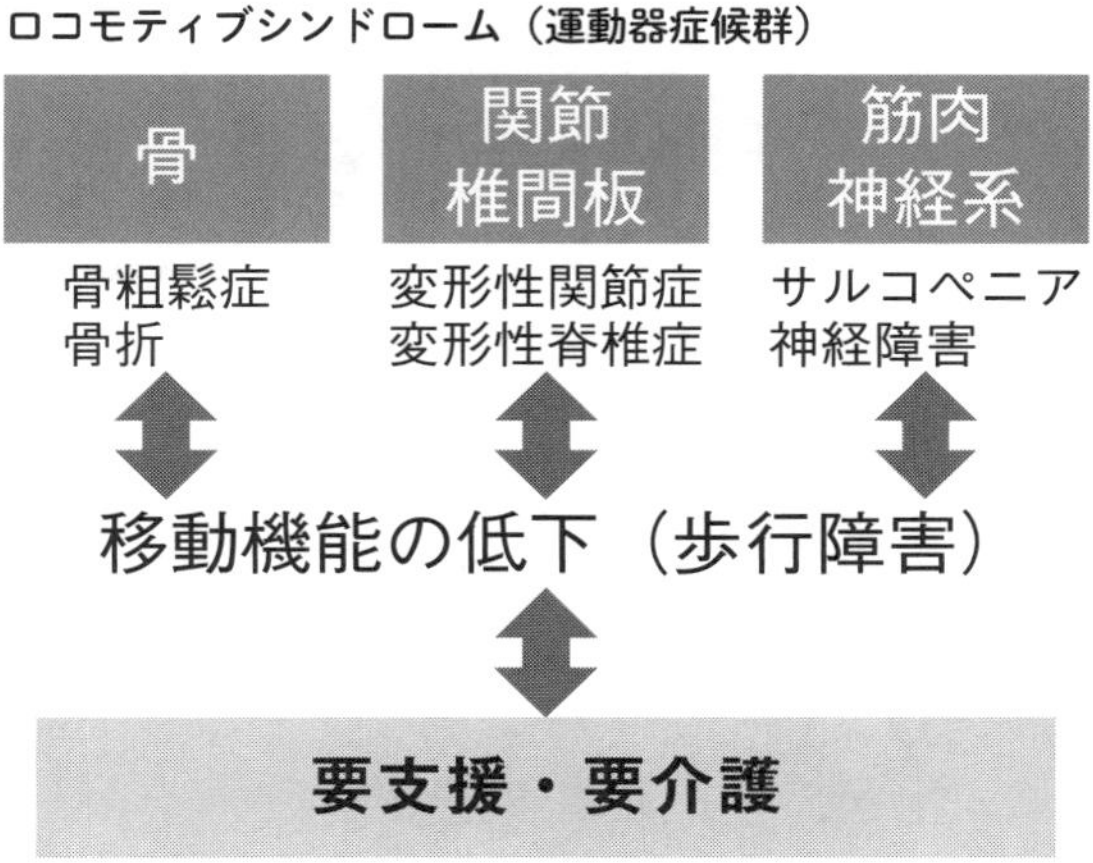

図4－8　ロコモティブシンドロームの概念

男女別に通院者率を比較してみますと、男性に多い病気には糖尿病や狭心症、そして痛風などの代謝系、あるいは循環器系の疾患があげられています。一方、女性に多い病気では、腰痛症や骨粗鬆症、そして関節症など筋・骨格系の病気があげられます。これまでも申し上げてきたように、シニア層に多く発症するこのような運動器の障害リスクは、男性よりも女性のほうが高くなっています（図4－9）。

この運動器の障害リスクを簡便に判定する方法が「ロコモ度テスト」です。ロコモ度テストは、下肢筋力をイスの立ち上がりによって評価します。

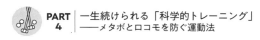

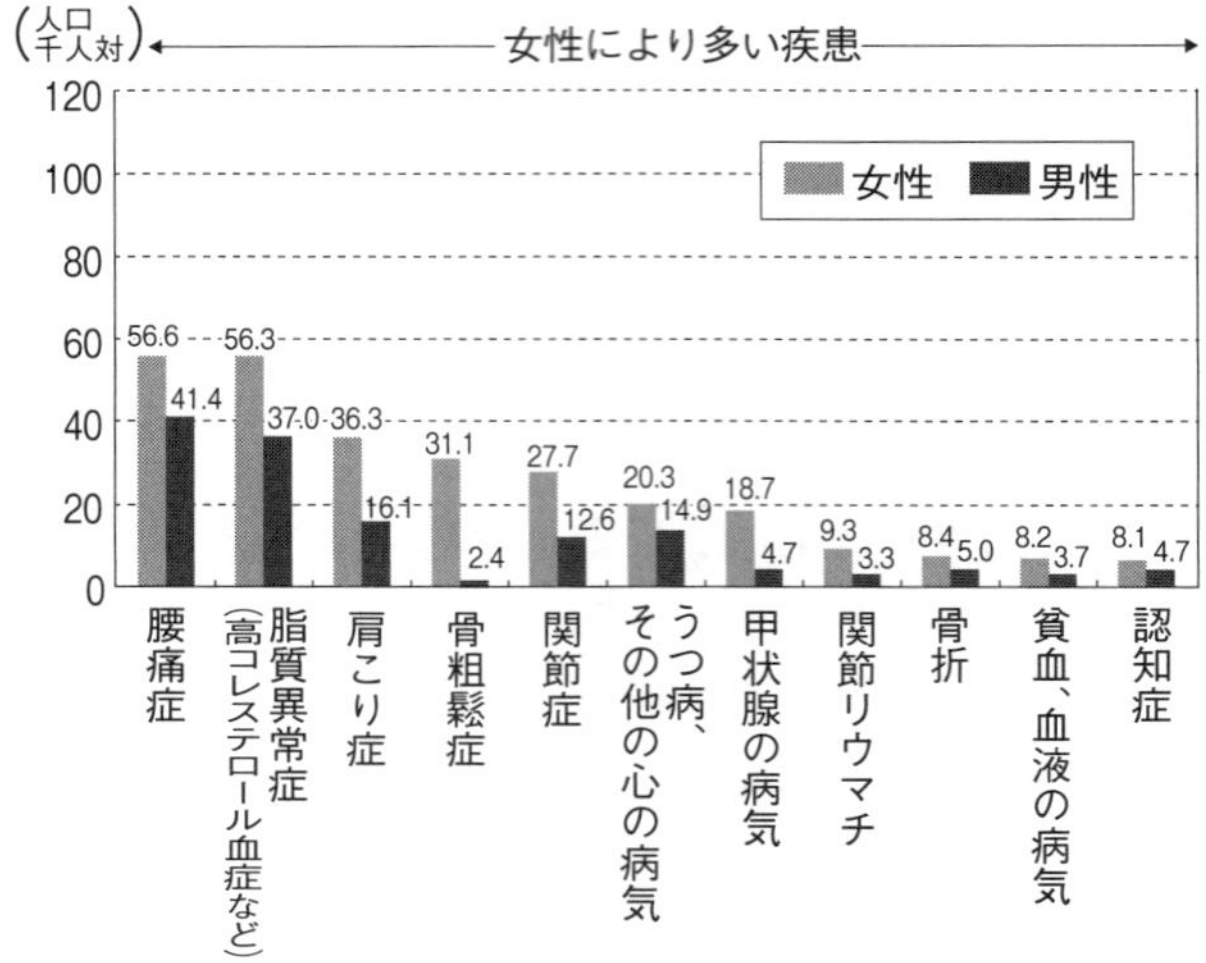

図４－９　男女別にみた通院者率の比較

（出典）樋口満『女は筋肉 男は脂肪』集英社新書、2020

どちらか一方の足で、高さが40cmのイスから立ち上がれなければ、「ロコモ度1（軽度ロコモ）」となります。そして、両足で高さが20cmの台から立ち上がれなければ「ロコモ度2」と判定され、さらに、両足で高さが30cmの台から立ち上がれないと、ついに「ロコモ度3（重度のロコモ）」と判定されてしまいます。

「サルコペニア」という名称は、ギリシャ語の〝Sarx〟（筋肉）と〝Penia〟（損失・減少）からの合成語で、1989年に

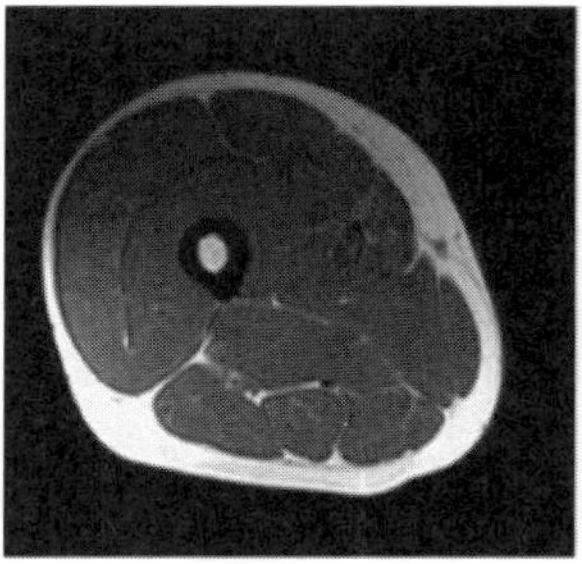
22 歳男性

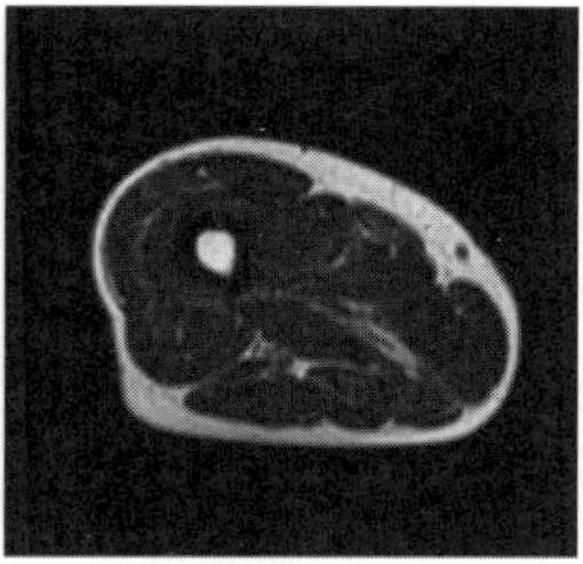
78 歳男性

若年と高齢の男性の大腿部中央の MRI 撮像図

図4 −10　加齢による下肢筋の横断面積の低下
（出典）樋口研究室資料

米国の栄養学者ローゼンバーグ博士らによって命名されました。当初は「加齢に伴って無意識のうちに起こる骨格筋量の減少」とされていました。そして現在では、サルコペニアは「加齢に伴う筋量の減少と筋力の低下」と定義されています。

図4−10は、MRIによる大腿中央部の断面図を、若年成人と後期高齢者の例で示しています。この図からも明らかなように、高齢になると骨格筋は著しく低下しています。サルコペニアの可能性は図4—11に示す「**指輪っかテスト**」で簡便にチェックすることができます。チェックはとても簡単で、ふくらはぎの一番太い部分を両手の親指と人差し指で囲んで輪っかを作りま

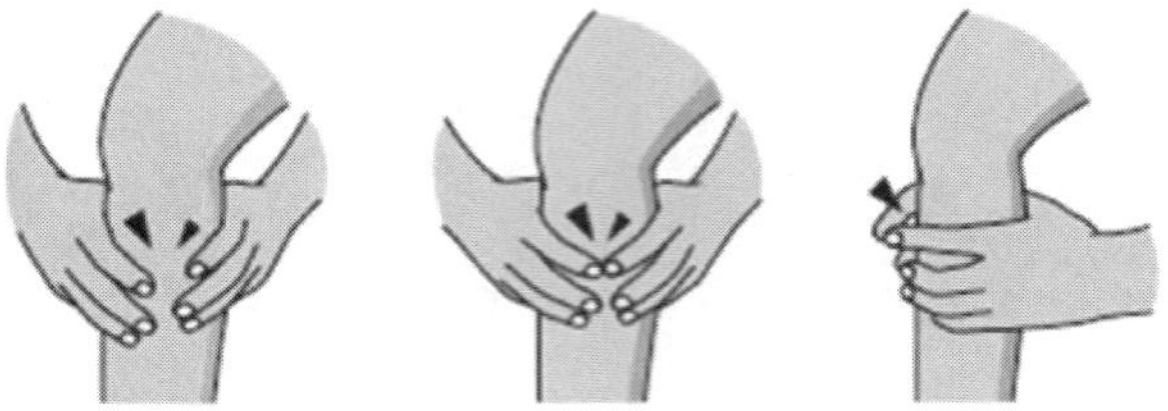

図4－11　指輪っかテスト

（出典）樋口満『体力の正体は筋肉』集英社新書、2018（飯島勝矢氏の資料をもとに作成）

す。指輪っかでふくらはぎを囲めなければ、サルコペニアの可能性は低いです。一方で、すき間ができるようでは、サルコペニアの可能性が高いので注意が必要です。

サルコペニアの判定は、ＤＸＡ法により四肢筋量（除脂肪軟組織量）を求め、それを身長（ｍ）の二乗で割った骨格筋指数（ＳＭＩ）を基準として行われています。図４－13は、日本人男女のサルコペニア基準値と、実際の測定から求められた個々人の骨格筋指数をプロットで示しています。

コーヒーを飲んでサルコペニア予防

サルコペニアの可能性をより正確に評価する簡単な方法が、WASEDA'S Health Study によって開発されています。川上諒子博士（現：公益財団

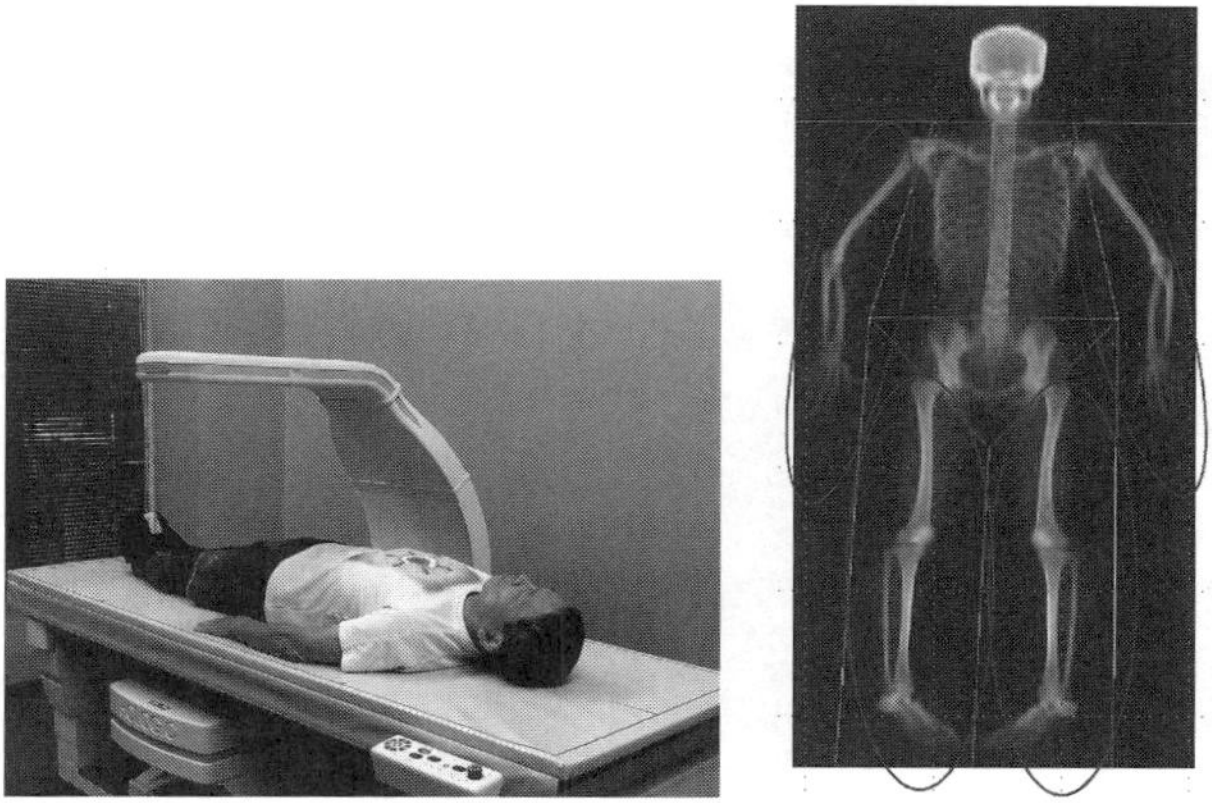

図4－12　DXA測定の様子と四肢筋量部位

（出典）樋口研究室資料

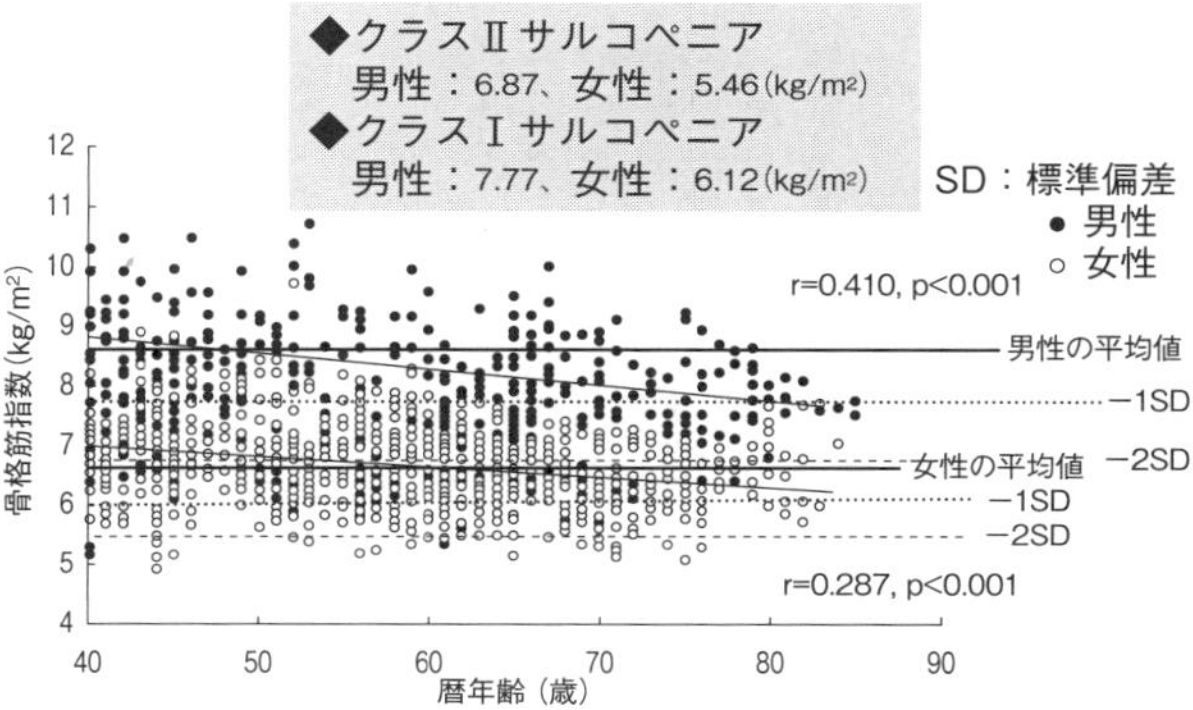

図4－13　日本人のサルコペニア基準値

（出典）Sanada et al.: Eur. J. Appl. Physiol.,2010

法人明治安田厚生事業団・体力医学研究所研究員）が中心となって行われ、40歳以上の男女１２３９名が参加した調査研究にもとづくものです。この研究では、ふくらはぎ周囲長と、ＤＸＡ法によって測定した四肢筋量を身長の二乗で割って求めた値（kg／㎡）との関連が検討されました。その結果、男性ではふくらはぎ周囲長が35㎝以下、女性では33㎝以下であると、低筋量でサルコペニアの可能性が高いことが明らかになりました（図４－14）。

ところで、コーヒーはお茶とともに、日常的によく飲まれている嗜好飲料です。WASEDA'S Health Study では、コーヒーの摂取頻度とサルコペニアの関係を調べました。その結果、ほとんどコーヒーを飲まない人たちにくらべて、**１日に２杯以上コーヒーを飲んでいる人たちでは、サルコペニアの発現頻度が低い**ことがわかりました（図４－15）。コーヒーに含まれている成分が、筋肉の合成を促し、たんぱく質の分解を抑制しているためと考えられます。

さらにこの研究では、対象となった集団を日常生活での余暇活動が多いか少ないかで分けて、コーヒー摂取が筋量におよぼす影響を検討しました。すると、余暇活動が少ないグループでは、コーヒーの影響は小さかったですが、余暇活動を活発に行っているグ

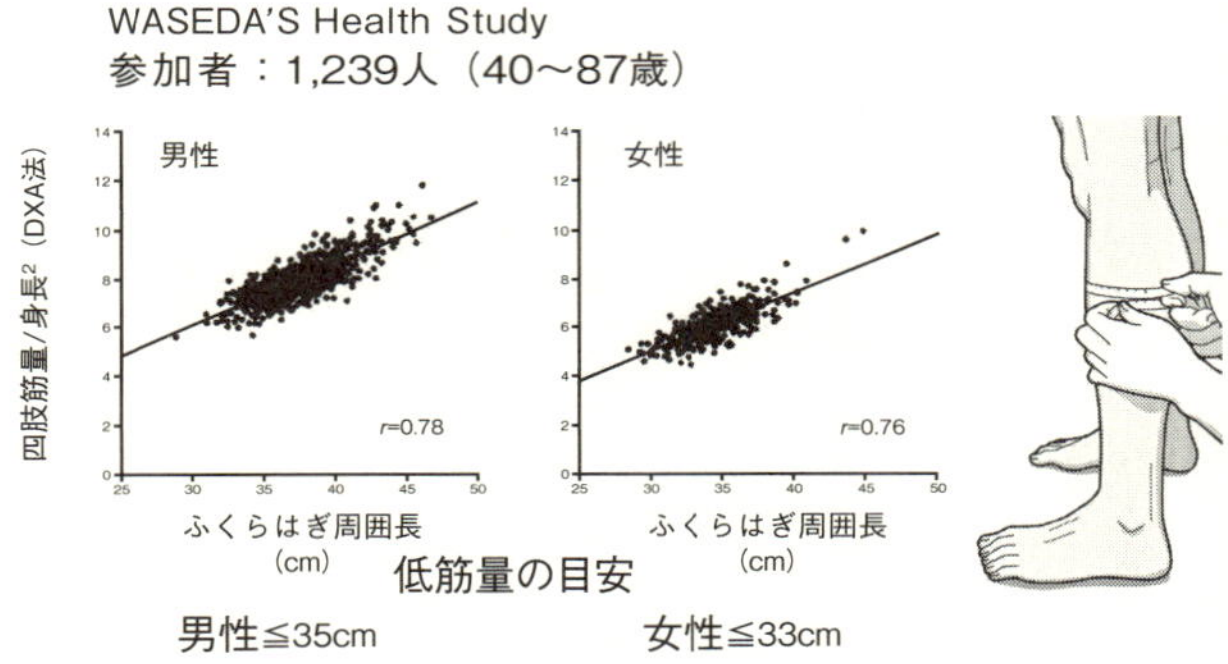

図4－14　ふくらはぎ周囲長による筋量簡易評価

（出典）Kawakami et al.: Geriatr. Gerontol. Int., 2020

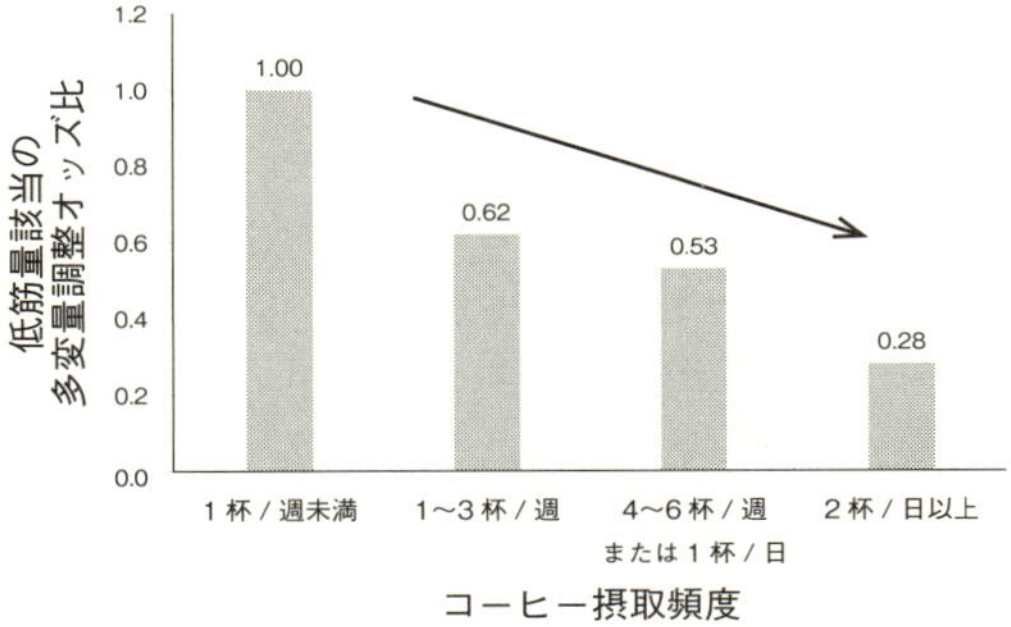

※調整変数：年齢、性別、コホート、体脂肪率、婚姻状況、教育歴、世帯収入、喫煙習慣、飲酒習慣、高血圧薬、脂質異常症薬、エネルギー摂取量、たんぱく質摂取量、緑茶摂取頻度、余暇身体活動量

図4－15　コーヒー摂取頻度と低筋量該当の関係

（出典）Kawakami et al.: Br. J. Nutr., 2022

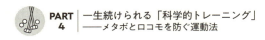

ループで、なおかつ、よくコーヒーを飲んでいる人たちでは、筋量が低い人が非常に少ない傾向であることがわかりました。これらの結果は、**よくからだを動かして、嗜好飲料としてコーヒーを飲むことで、サルコペニアを予防できる可能性が高い**ことを示唆しています。

4-4 糖尿病予防のカギは「筋肉」にあり

血糖は体内のどこで、どう処理されるのか

2型糖尿病は生活習慣病といわれている代謝性疾患で、過食や運動不足などのライフスタイルがその発症に強く影響します。日本の糖尿病の患者数は、糖尿病を引き起こしやすいライフスタイルの広がりと、平均寿命の延伸による高齢者の増加が相まって、増加の一途となっています。そのしくみは、次のようなものです。食事などで摂取した糖

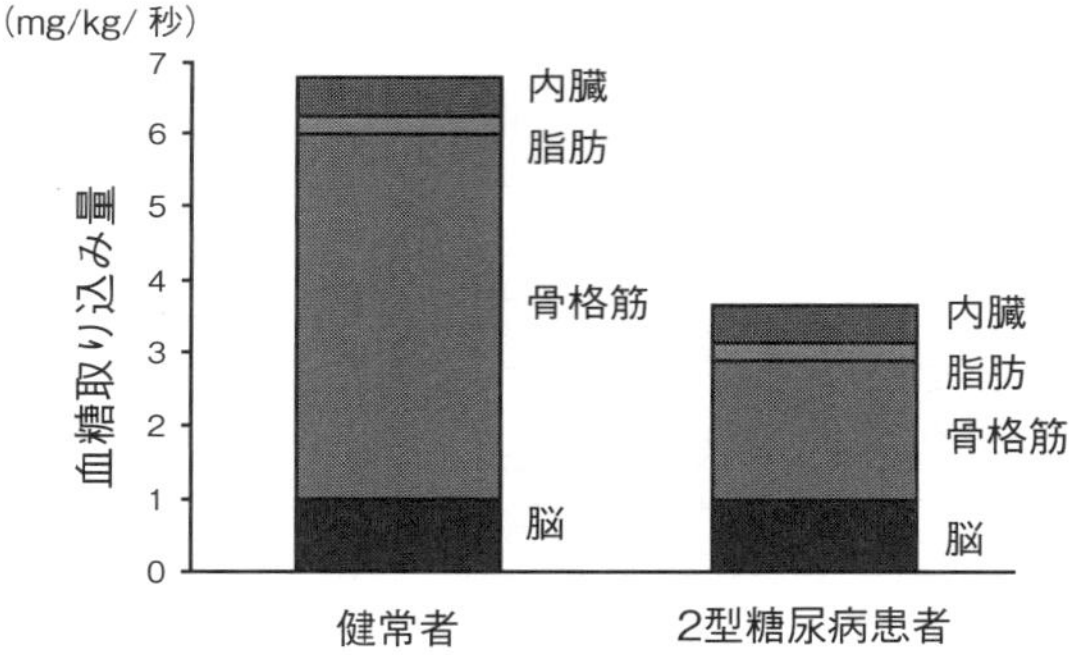

図4 −16　健常者と2型糖尿病患者の各組織における血糖取り込み能力

(出典) DeFronzo: Diabetes, 1988より作成

質(炭水化物)が、体内で処理しきれずに血液中に高濃度で残ってしまい、持続的な高血糖状態となることによって、その余分な糖(ブドウ糖)がさまざまな細胞、とくに末梢組織の毛細血管にダメージを与えるのです。

血糖値は空腹時にはやや低下していますが、糖質(炭水化物)を含む食事や飲料を摂取すると、次第にその値は上昇していきます。それは、摂取した糖質が小腸で消化・吸収され、門脈を経由して、肝臓から血液中に放出されるからです。そして、しばらくすると血糖値は低下していきます。

それでは、血糖はどこに行って、どう処理されているのでしょうか。

図4－16は、健常者と2型糖尿病患者の身体の各組織における血糖取り込み能力を示しています。よく知られているように、脳は通常では、血糖（ブドウ糖）をエネルギー源として、その機能を維持していますので、健常者でも2型糖尿病患者でも、脳は同じように血糖を取り込んでいます。また、内臓や脂肪組織でも、糖取り込み量に健常者と2型糖尿病患者のあいだに差は認められませんでした。**大きな違いがあるのは「筋肉」です**。筋肉は体内の最大の糖処理器官で、健常者では、血糖の80％程度が筋肉に取り込まれて処理されていますが、2型糖尿病患者では、それが健常者の半分程度にまで低下しているのです。

筋肉細胞内で糖取り込みに重要な役割を担っている調節たんぱく質が「糖輸送体（GLUT4）」です。GLUT4は筋肉や脂肪組織に特異的に発現しており、インスリン刺激と筋収縮刺激では異なるメカニズムによって血糖を取り込んでいることが、ラットの骨格筋を用いて解明されています。図4－17は、筋肉がインスリン刺激や筋収縮（運動）により血糖を取り込むメカニズムを模式的に示しています。

筋細胞内にはGLUT4がプールされており、それぞれの刺激によって、GLUT4が細胞膜上に移行（トランスロケーション）して、血糖が筋肉内に取り込まれます。食

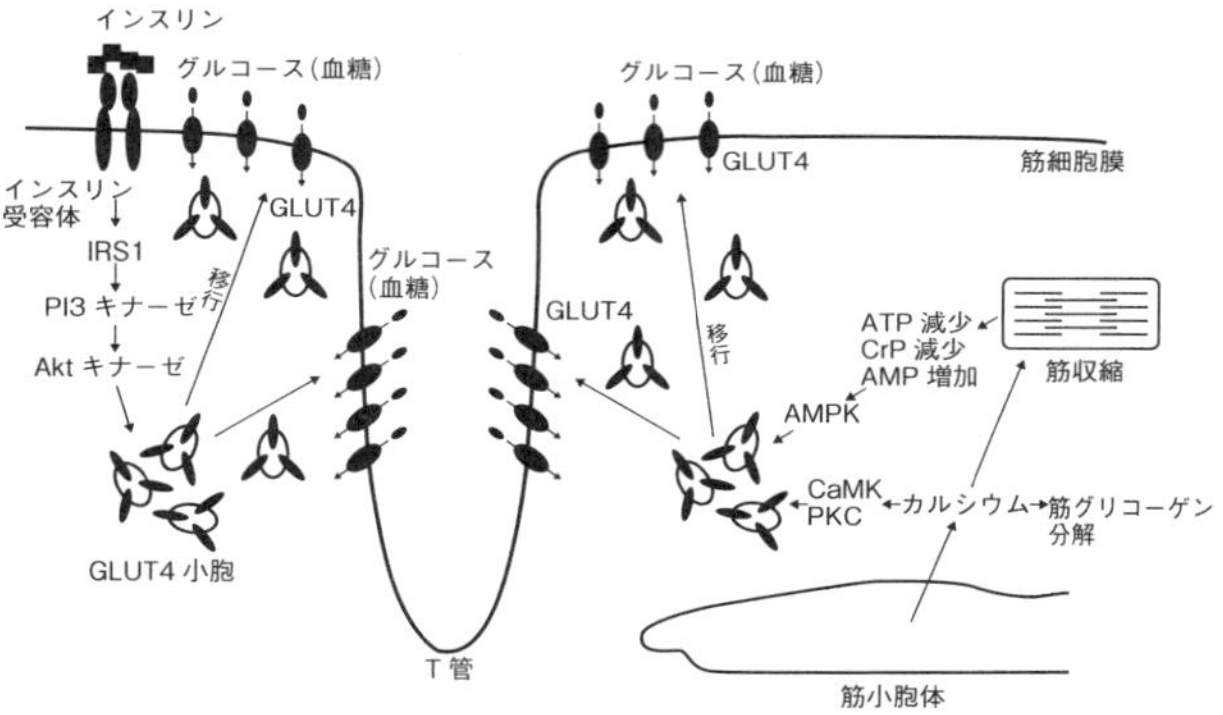

図4 －17　骨格筋における血糖取り込みのしくみ
（出典）Jessen & Goodyear: J. Appl. Physiol., 2005

後には、インスリン刺激によって血糖が取り込まれます。そして、血中のインスリン濃度が低くなっている運動中には、筋収縮そのものによって、血糖が取り込まれます。食後に上昇した血糖値の低下や、運動に必要なエネルギー源である血糖を筋肉内に速やかに取り込むためには、ＧＬＵＴ４の筋肉内の量が多いこと、そしてＧＬＵＴ４が円滑に筋細胞膜上に移行できることが重要なのです。

糖代謝機能を改善するトレーニング

東京ガスで行われた定期健康診断の受診者を対象とした長期観察研究によれば、心肺体力が低い人々ほど糖尿病の発症率が高くなっていることが、澤田亨博士によって報告されています。私の師であるホロツィー博士らの研究では、2型糖尿病患者に1年間の持久性トレーニングを実施し、その前後で経口糖負荷テスト（Oral Glucose Tolerance Test：OGTT）を行っています。図4-18はその結果を示しており、図中の上段が血糖値の変化で、下段が血中インスリン濃度の変化です。よく知られているように、2型糖尿病患者は安静空腹時の血糖値が高くなっていますが、1年間のトレーニングによって、正常レベルにまで低下しています。そして、糖負荷後30分、60分、120分、180分の血糖値も、トレーニング前にくらべて非常に低いレベルで推移しています。また、血中インスリンは、トレーニング前には、糖負荷後に急激に上昇し、かなり高いレベルが続いていますが、トレーニング後には、その上昇は抑制されており、インスリンの感受性が高まったことがわかります。

このように、**運動トレーニングの糖代謝機能の改善効果は明確です**。2型糖尿病患者には肥満、とくに内臓脂肪型肥満の人が多いですが、内臓脂肪の過剰な蓄積は、アディポサイトカインであるレジスチンやTNFαの分泌上昇によりインスリン抵抗性の亢進を引き起こします。さらに、肥満による異所性脂肪（筋肉細胞内脂肪）の過剰な蓄積

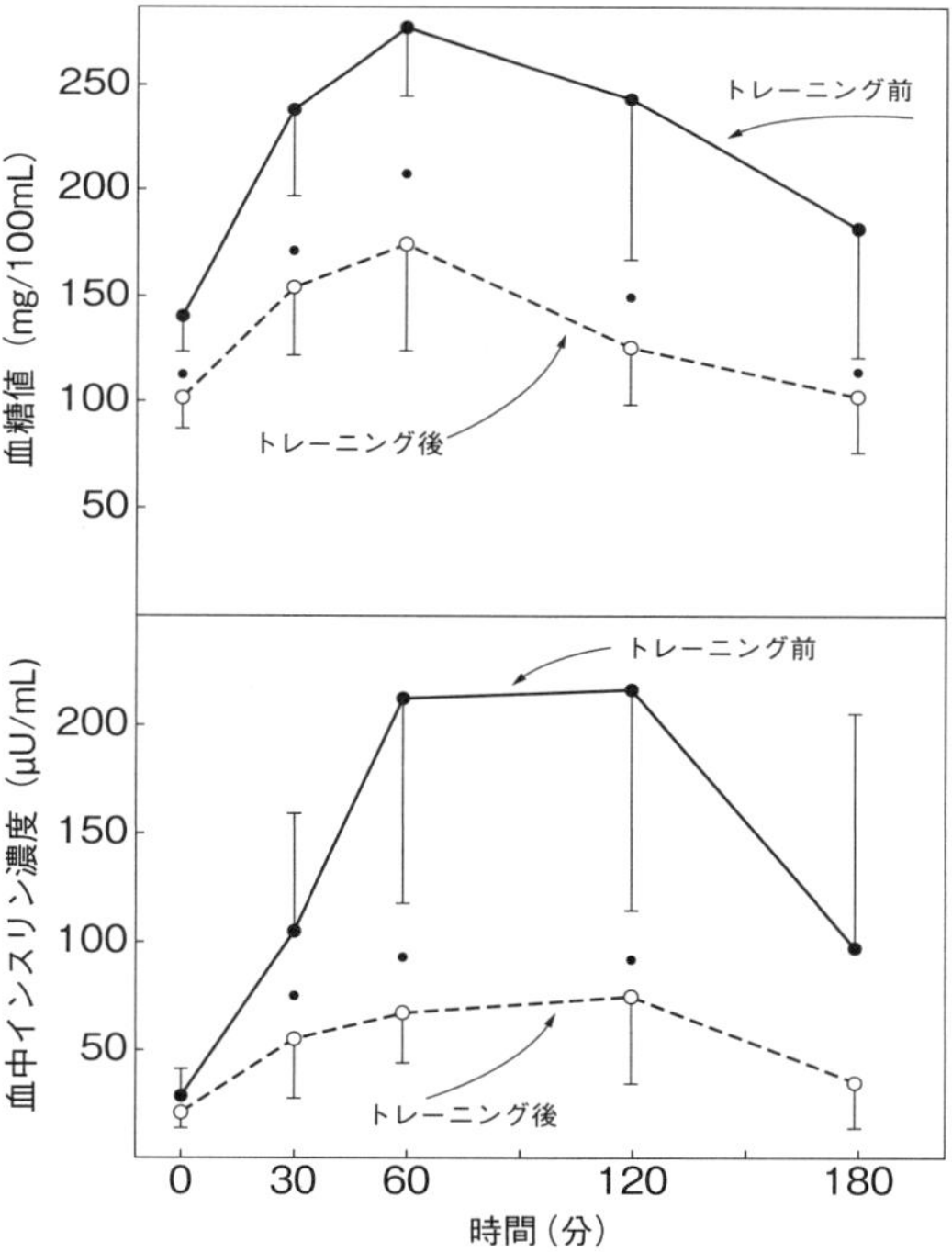

図4 −18　糖尿病患者に対する1年間の運動トレーニングの効果

（出典）Holloszy et al.: Acta Med. Scand. Suppl., 1986

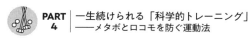

も、インスリン抵抗性を招くひとつの要因であることが明らかになっています。

シニアこそトレーニングで糖尿病予防

国立健康・栄養研究所に在職中、名古屋大学の佐藤祐造教授のグループと共同して行った研究をご紹介しましょう。若年成人は運動習慣のない人々と持久性トレーニングを積んでいる長距離ランナーの2グループに、そして高齢者は、とくに運動習慣のない人々、安静臥床（いわゆる寝たきり）を強いられている人々、そして持久性ランニングの運動習慣がある人々の3グループに分け、糖代謝機能を比較検討しました。

図4－19から、**若年成人でも、高齢者でも、持久性トレーニングは糖取り込み能を高めること**がわかります。血液中のブドウ糖（血糖）は、インスリン刺激により、主として骨格筋に取り込まれますので、骨格筋の糖取り込み機能が高いことが重要です。それに対して、安静臥床を強いられている高齢者は、非常に低い糖取り込み能であることがわかります。それは、日常的な筋肉運動が極端に低下しているためであると考えられます。さらに、重要なことは、高齢者でもよくからだを動かしていると、糖代謝機能は運動習慣のない若年者とほぼ同レベルに維持されているということです。

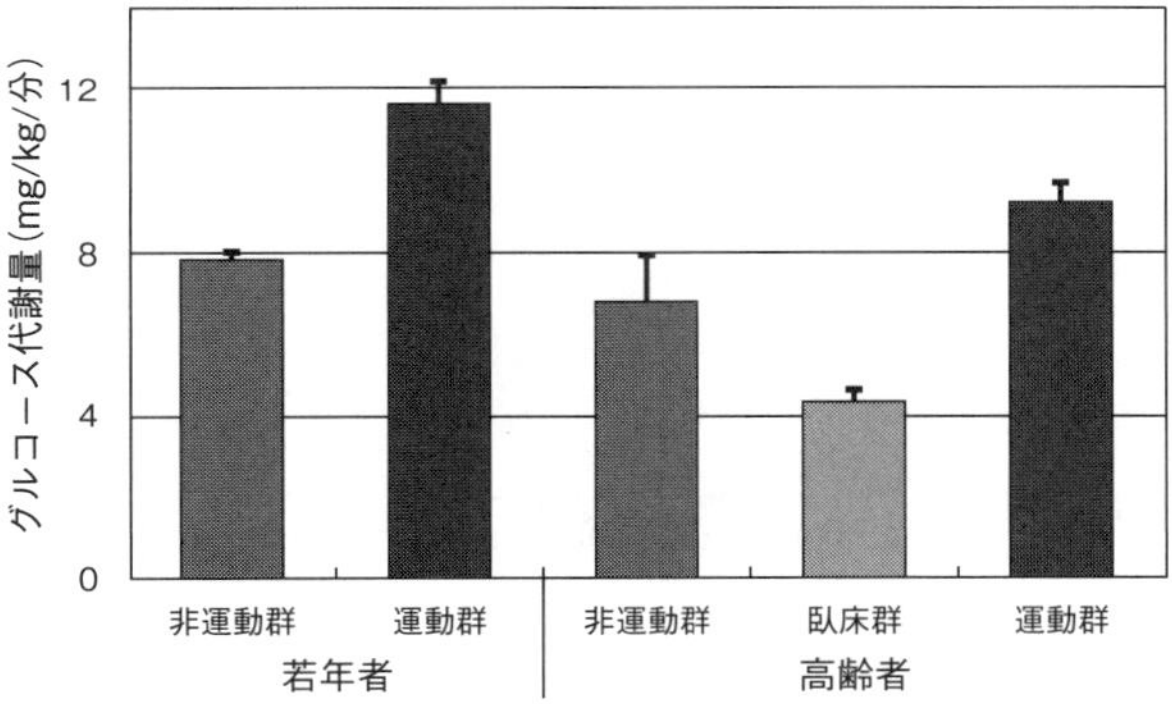

図4－19　若年者と高齢者のインスリン感受性におよぼす運動トレーニングの影響

（出典）Yamanouchi et al.: J. Appl. Physiol., 1992

次に、筋トレと有酸素運動を組み合わせた30分間のサーキット・トレーニングが、糖尿病予防に有効であるかどうかを、女性のみを対象としたフィットネスクラブ会員で検証した澤田亨博士らの調査研究を紹介します。対象者は中高年女性約1万人で、クラブ参加日数で、4グループに分けて、2型糖尿病の発症率が検討されています。**その結果、週に1〜2回ではあまり効果がありませんでしたが、週に3回以上の参加頻度だと、2型糖尿病の発症が40%程度低下することが明らかになりました**（図4－20）。

また、私たちの研究グループは、心肺体力と筋量を組み合わせて、糖尿病の有

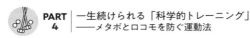

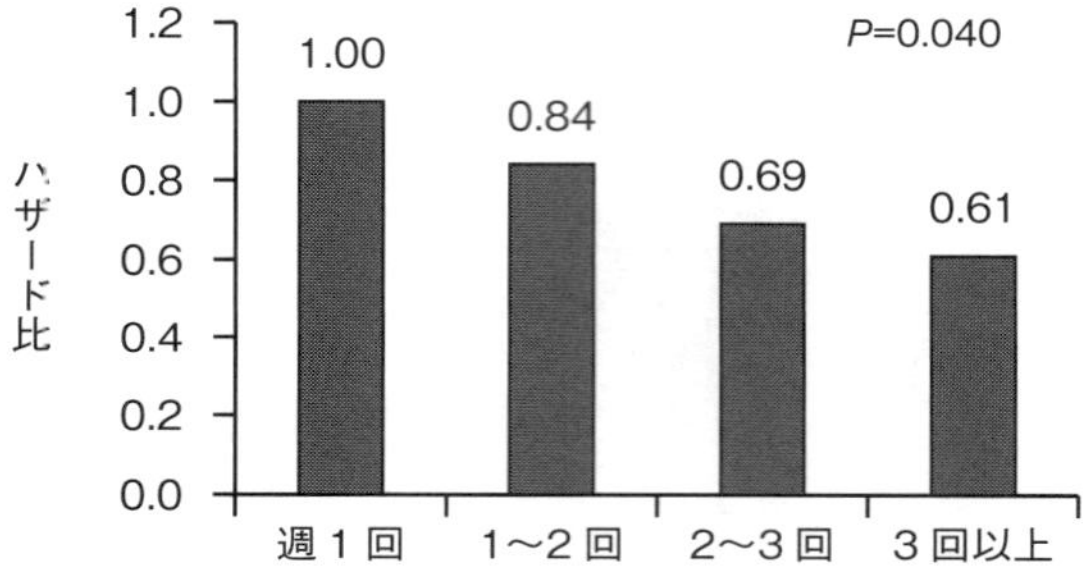

図4－20　中高年女性のトレーニング頻度と糖尿病罹患率の関係

（出典）Sawada et al.: J. Diabetes Invest. , 2019（プレスリリース資料より）

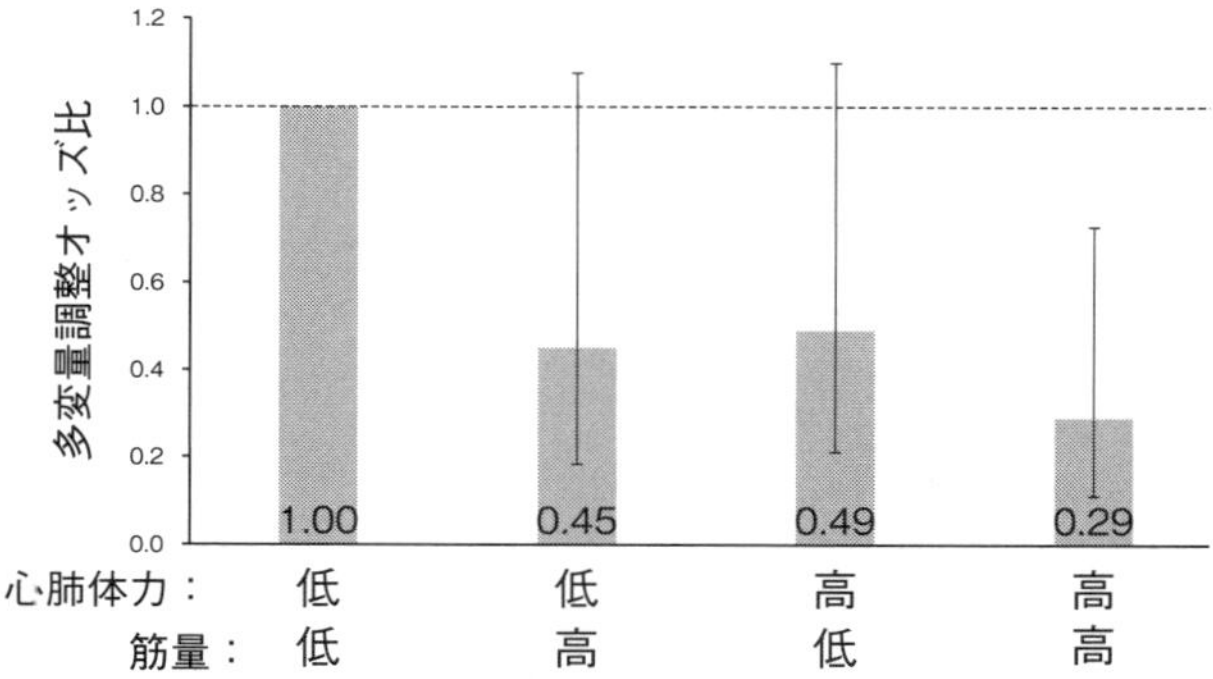

図4－21　心肺体力と筋量の組み合わせと糖尿病有病率の関係

（出典）Kawakami et al. : J. Phys. Fit. Sports Med, 2023

病率を検討しました。その結果、図4－21に示すように、全身持久力と筋量のどちらも低いグループを基準としてくらべると、**心肺体力が高く、筋量も多いグループでは、糖尿病の有病率がとても低くなっている**ことがわかりました。この研究からも、糖尿病予防には筋肉を動かすことがとても大切であることが明らかになっています。

シニア女性の糖尿病予防

ここまで、糖尿病対策としての中・高強度の身体活動・運動（MVPA）の大切さをお伝えしてきました。他方で、低強度の身体活動（LPA）の健康効果はどうでしょう。ゆっくり歩くウォーキング（散歩）や家事などに代表されるLPAの効果は、どのようなものなのでしょうか。

国立健康・栄養研究所で丸藤祐子博士（現：駿河台大学准教授）らが、精度の高い身体活動量計を用いて、LPAの健康効果を検討した研究を紹介します。この研究では、MVPAの影響などを除外して、LPAの影響を検討しています。

図4－22は、年齢階層別、男女別、心肺体力別にLPAとインスリン抵抗性指標（HOMA－R）の関係を示しています。若年齢層、男性、そして高体力者では、LPAと

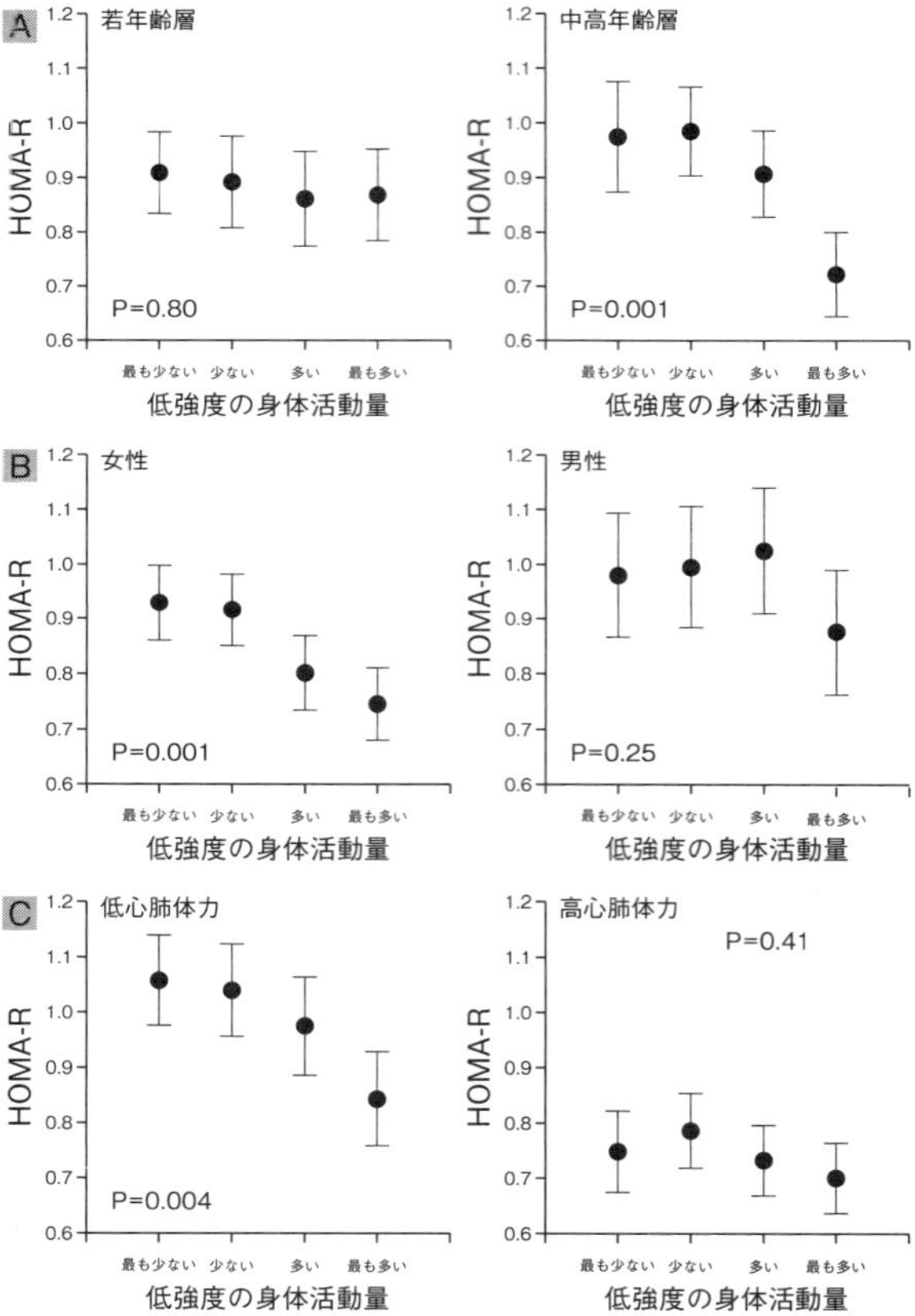

図4 −22　年齢階層別（若年／中高年）、男女別、心肺体力別（低／高）にみた低強度身体活動（LPA）とインスリン抵抗性指標（HOMA-R）の関係

（出典）Gando et al.: J. Physical Activity & Health, 2014

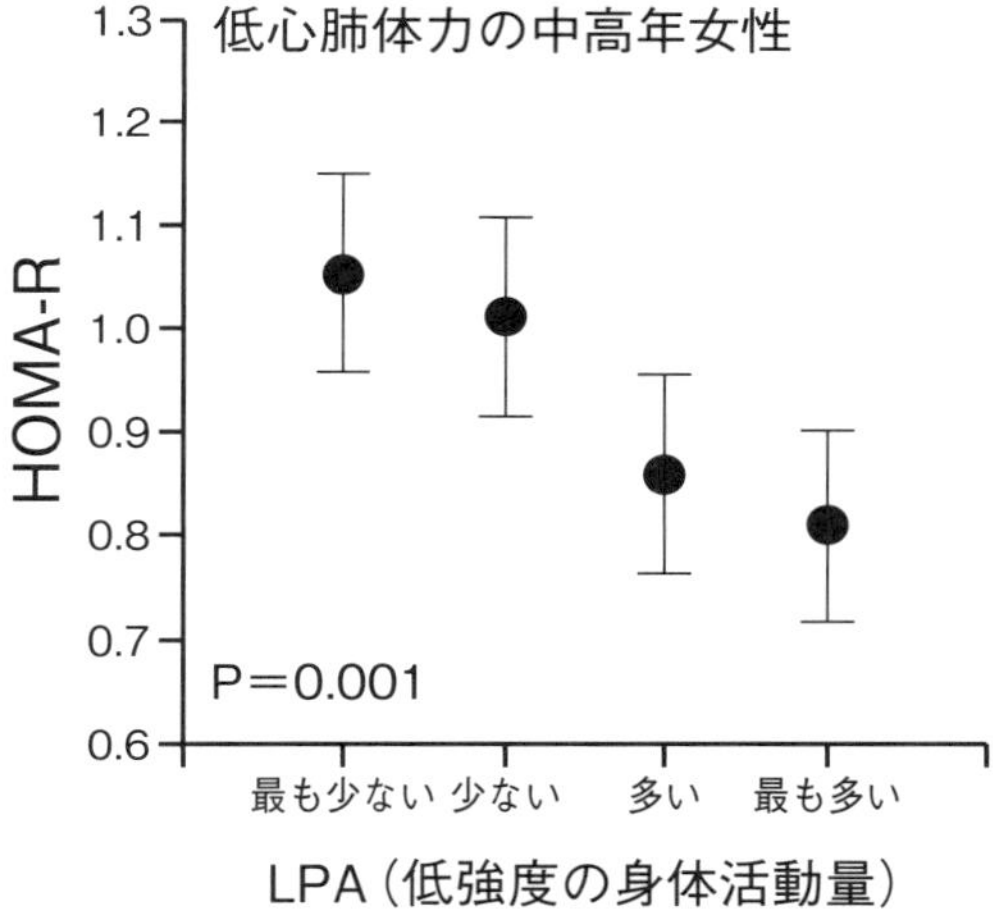

図4－23　低心肺体力の中高年女性における低強度身体活動量（LPA）とインスリン抵抗性指標（HOMA-R）の関係

（出典）Gando et al.: J. Physical Activity & Health, 2014

ＨＯＭＡ－Ｒとのあいだに関連性は認められませんでしたが、中高年齢層、女性、そして低体力者においては、ＬＰＡが多いほど、顕著にＨＯＭＡ－Ｒが低い傾向が認められました。

そこで、図４－23のように、中高年の低体力である女性に焦点を当てて、ＬＰＡとＨＯＭＡ－Ｒの関係を検討してみると、明らかな関係性が認められました。**家事や散歩などのＬＰＡが、低体力者に健康効果を**

もたらすことを示唆する結果といえます。

糖尿病の「最大の原因」

男女ともシニアになると、筋肉量の減少が顕著になり、日常の身体活動量も減少し、心肺体力が低下します。シニアでは、ウォーキングはよく行われていますが、ジョギングやスイミングなどのやや強度の高い運動はあまり行われていません。しかし、もっと積極的に、より強度の高い有酸素運動を加えてほしいと思います。レジスタンス運動（筋トレ）を日常生活に取り入れて、筋肉をよく動かせば、シニアになっても糖代謝機能を保持・向上させることができ、糖尿病の予防につながります。２型糖尿病の原因は、「**筋肉が糖を使いづらくなってしまうこと**」なのですから。

4-5 骨を強くする運動・スポーツ

骨粗鬆症はなぜ起きるか

通院者率は、年齢が高くなるにしたがって上昇していきますが、女性では腰痛症、骨粗鬆症、関節症で通院する人が多く、そのなかでも、**女性の骨粗鬆症は、60歳代になって急上昇し、緩やかな上昇を示す男性を大きく上回るようになっていきます**。

ヒトのからだには200あまりの骨が連結してあり、からだを支えたり、運動したりするときになくてはならない器官です。骨の大きさや形には男女差があります。頭蓋骨や体肢骨（上肢・下肢の骨）は男性のほうが女性よりも大きいですが、骨盤を形成する骨は女性のほうが大きくなっています。

図4－24は、年齢による骨量の変化を、ホルモン分泌や女性のライフイベントとの関連で模式的に示しています。骨量も骨密度も発育とともに増加し、男女ともに、20歳代から40歳代にかけて最大に達し、その後は加齢とともに低下していき、骨粗鬆症を引き起こしやすくなっていきます。WHOは「骨粗鬆症は、低骨量と骨組織の微細構造の異常を特徴とし、骨の脆弱性が増大し、骨折の危険性が増大する疾患である」と定義しています。

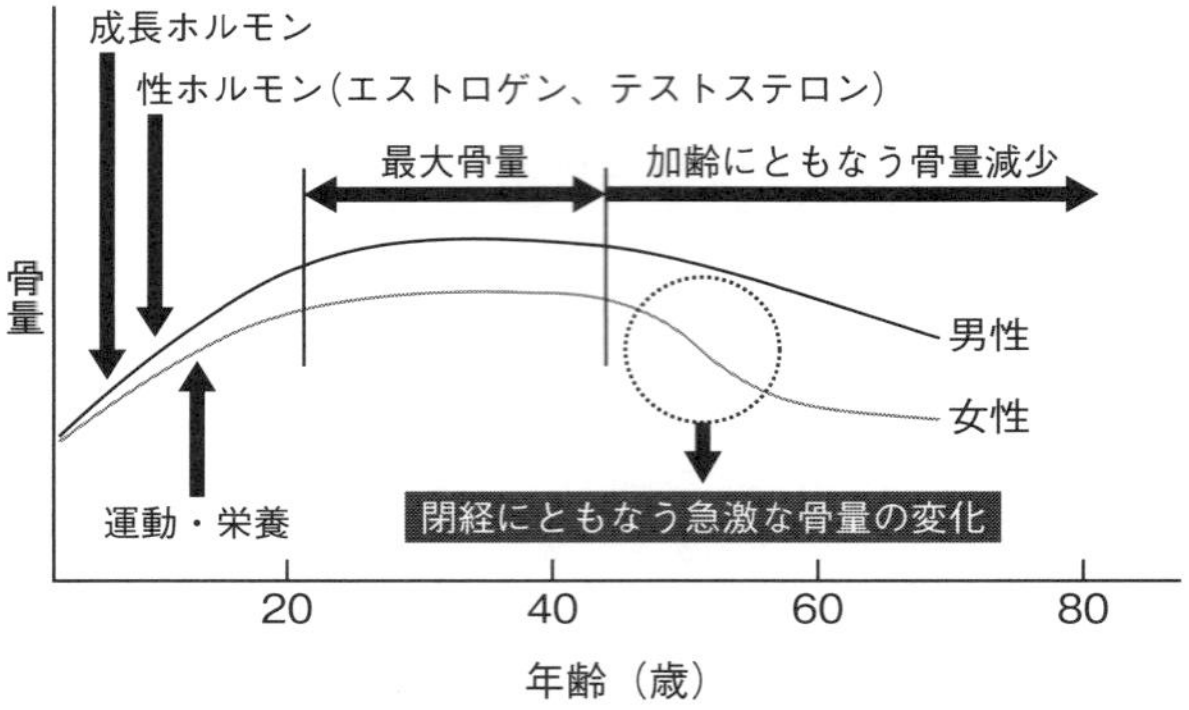

図4 −24　年齢による骨量の変化

（出典）樋口満『女は筋肉 男は脂肪』集英社新書、2020

骨の構成成分のうち、約70％はカルシウムやマグネシウムなどのミネラルで、約20％はコラーゲンたんぱく質です。骨組織では、骨芽細胞によって新しい骨をつくる骨形成と、破骨細胞によって骨を溶かす骨吸収がくり返される「骨リモデリング」が絶えず行われています。

通常、骨形成と骨吸収のバランスは保たれていますが、加齢（女性では性ホルモン・エストロゲンの低下による閉経）や食生活の問題（カルシウムやマグネシウムの摂取不足、ビタミンD、ビタミンKの摂取不足、たんぱく質の摂取不足など）、運動習慣（運動不足）などによって、骨吸収が骨形成を上回るカップリン

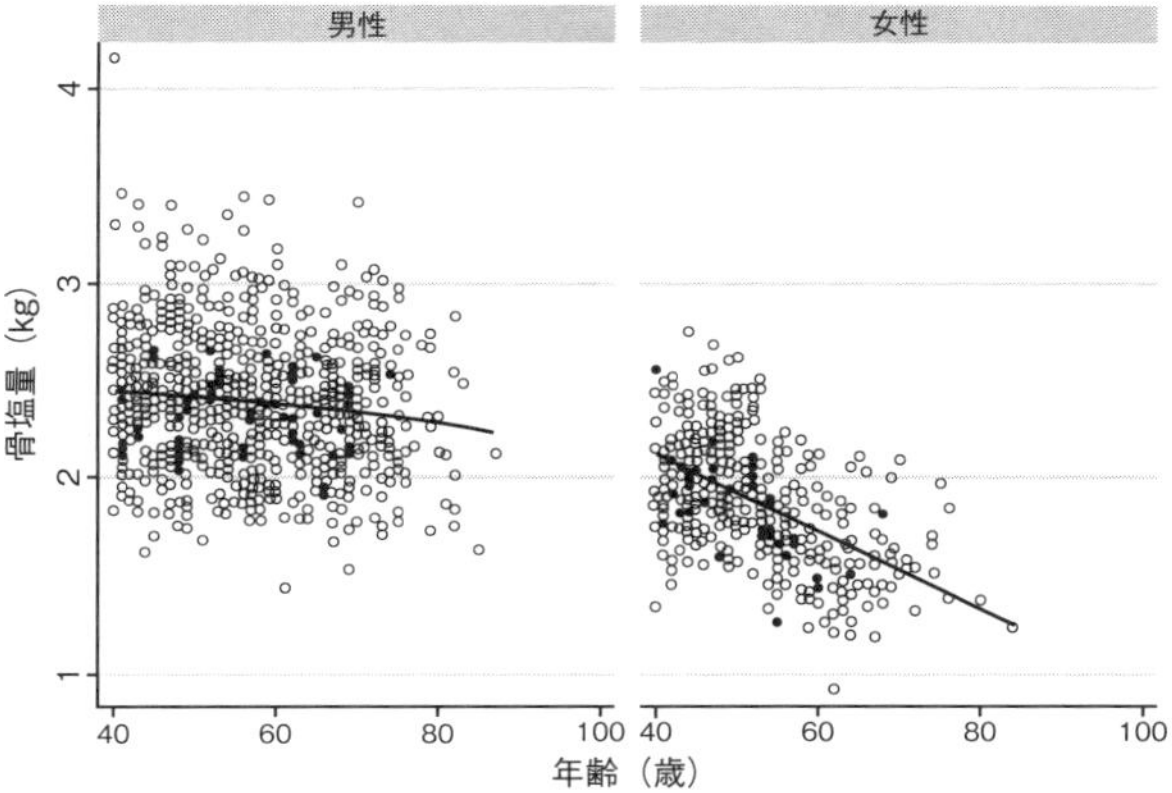

図4－25　骨塩量の加齢変化
（出典）WASEDA'S Health Study未発表資料から作図

グ障害の状態が続くと、骨量（骨塩量）は減少し、骨密度も低下してしまいます。

骨強度は、骨密度と骨質によって決まるため、そのどちらが低下しても、骨の強度は低下し、大腿骨頸部や腰椎（背骨）が骨折しやすくなります。特に、大腿骨頸部の骨折は入院などによって長期間の床上安静を強いられ、そのまま寝たきりにつながる可能性も出てきますので、注意が必要です。

骨粗鬆症は男性にくらべて女性に多くみられる疾患で、日本の骨粗鬆症の患者数（40歳以上）は、推計で約1５９０万人、男女比はおよそ１：３となっており、圧倒的に女性の割合が多くなっています。

図4－25は、整形外科医である鳥居俊教授の主導のもと、WASEDA'S Health Studyで得られた40歳以上の男女の全身の骨塩量（kg）の加齢変化に関する横断的なデータを示しています。この図から、男性では加齢による骨塩量の緩やかな減少がみられますが、女性では閉経の時期に相当する50歳以降に急激な減少がみられることがわかります。

また、骨密度（g／㎠）については、男性では加齢による変化はほとんど認められていませんが、女性では加齢が進むにつれて急激に低下していました。加齢が進むと筋肉を中心とした除脂肪量（FFM）の減少がみられますが、FFM当たりの骨塩量の割合を、40歳以上、50歳以上、そして60歳以上と年齢階層別に分けてみると、男女差が大きくみられることがわかりました。男性ではいずれも4・5％前後で、ほとんど加齢の影響を受けませんが、女性では加齢による低下が著しく、それぞれ、5・3％、5・0％、4・3％となっていました。シニア女性では、FFMの減少よりも、骨塩量の減少が大きいことが示唆されています。

骨密度を高めるスポーツ

日本においては、2000年前後に、中高年女性の骨粗鬆症が注目され、その後、盛んに調査研究が行われてきました。ここでは、私が以前に在籍していた国立健康・栄養研究所において、石見佳子博士（現：東京農業大学教授）らと共同で行った、運動に注目したヒト試験による横断的研究や介入研究を紹介します。

そもそも、骨密度のアップに運動が有効なことは多くの報告から明らかです。骨リモデリングは荷重負荷によって刺激されますから、運動によって、力学的な刺激を多く骨に与えれば、骨量が増加し、荷重（インパクト）をかけた部分の骨密度も増加します。ジャンプやステップをくり返し、とくに下肢に重力負荷のかかるスポーツは、「ハイ・インパクト・スポーツ」といわれます。バレーボール、バスケットボール、そしてテニスなどの球技系スポーツが、代表的な「ハイ・インパクト・スポーツ」です。

私たちは中高年女性を対象として、日常的にこのような球技系スポーツを行っている「ハイ・インパクト」な運動グループ、ウォーキングを行っている「ロー・インパクト」な運動グループ、そしてとくに運動習慣のない「ノー・インパクト」な非運動グループの3群で、ＤＸＡを用いて身体各部の骨密度を比較検討しました。

その結果、やはり脚部のみならず、腕、背骨においても、ハイ・インパクト運動群の骨密度は、ローおよびノー・インパクト群よりも有意に高い値でした。これは、**骨に重力負荷が一定の頻度でかかるような運動（ハイ・インパクト・スポーツ）が骨密度の低下抑制に効果的であることを示します。**

ウォーキングはイソフラボン摂取とセットで

中高年女性のからだの変化に大きな影響を与えているのが、女性ホルモン・エストロゲンの分泌低下で、それによって、筋量の減少・体脂肪の増加、骨密度の低下が顕著に起こります。海外では古くから、閉経後の中高年女性の骨粗鬆症治療に女性ホルモン療法がよく行われてきましたが、それには乳がん発症のリスクがあるとの報告もあり、一長一短です。

対して、イソフラボンは、エストロゲンと化学構造が似ていて、エストロゲン受容体に結合して弱いエストロゲン様作用を示し、骨量減少の抑制効果が期待されてきた植物性食品成分で、乳がんのリスクもありません。そこで、閉経によるエストロゲンの減少

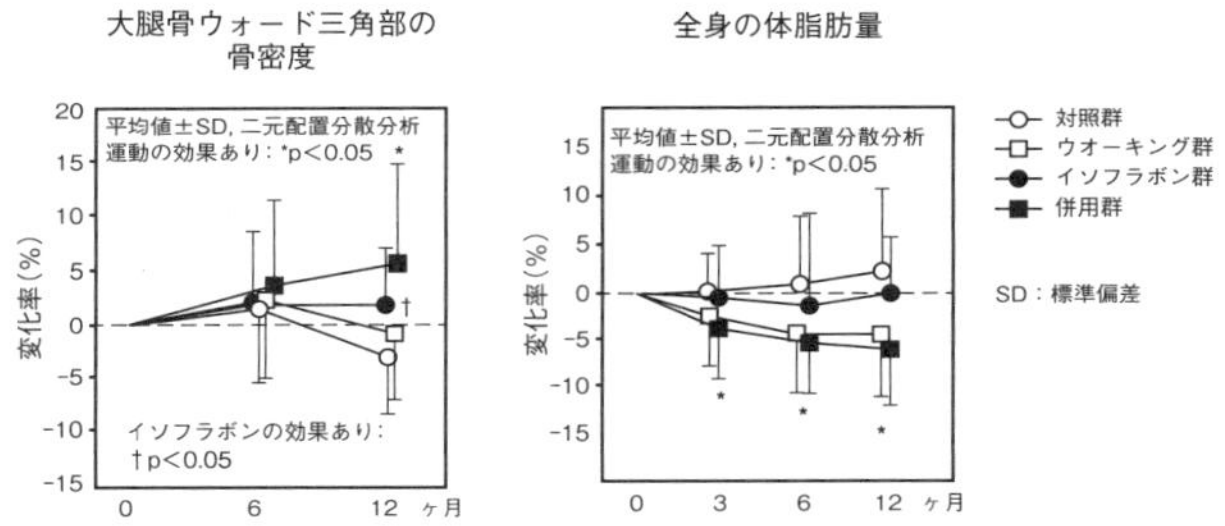

図4－26　ウォーキングと大豆イソフラボン摂取の併用による骨密度と体脂肪量の改善効果

（出典）石見佳子：ビタミン、2016

を補い、乳がん発症のリスクを軽減するために、大豆イソフラボン（大豆胚芽に多く含まれるフラボノイドの一種）が注目されました。

また、先ほど、私は手軽でほとんどの人が実行可能なウォーキングを「ロー・インパクト」な運動・スポーツに分類しましたが、普通歩行にくらべて、「速歩」は着地のインパクトが高くなるので、骨への負荷が期待できるかもしれません。そのような発想から、中高年女性の骨の健康におよぼす運動と栄養の併用効果を検討するため、運動としてはウォーキング（速歩・・45分／回、3回／週、1年間）を、食事では大豆イソフラボンのサプリメント（47㎎／日）を毎日摂取してもらうヒト介入試験を実施しました。この研究では、「大腿骨の骨密度」に注目しています。それは、大腿骨頸部骨折が長期の寝たきりの原因となり、ひいては認知機能の低下、そして認知症発症のリスクを高める可能性があるからです。

図4－26から、イソフラボン摂取をウォーキングと併用することによって、骨密度低下への大きな抑制効果があったことがわかりました。さらに、全身の体脂肪量の低下も顕著に認められました。

スイミングも骨健康を高める

スイミングは水中で行われ、水の浮力を受けるので、ウォーキングや各種球技系スポーツのような重力負荷があまりかからない運動・スポーツの代表と考えられています。そのため、スイミングは骨の健康にとってはそれほど推奨される運動・スポーツとは考えられてきませんでした。

国立健康・栄養研究所で、中高年女性グループを対象に長期にわたって追跡調査したスイミング研究では、心肺体力の測定に加えて、骨密度も測定してきました。図4－27はその結果を示しています。腰椎の骨密度への効果は当初の予想どおり認められませんでしたが、**大腿骨頸部の骨密度については、2年間で5％もアップしており、じつはス**

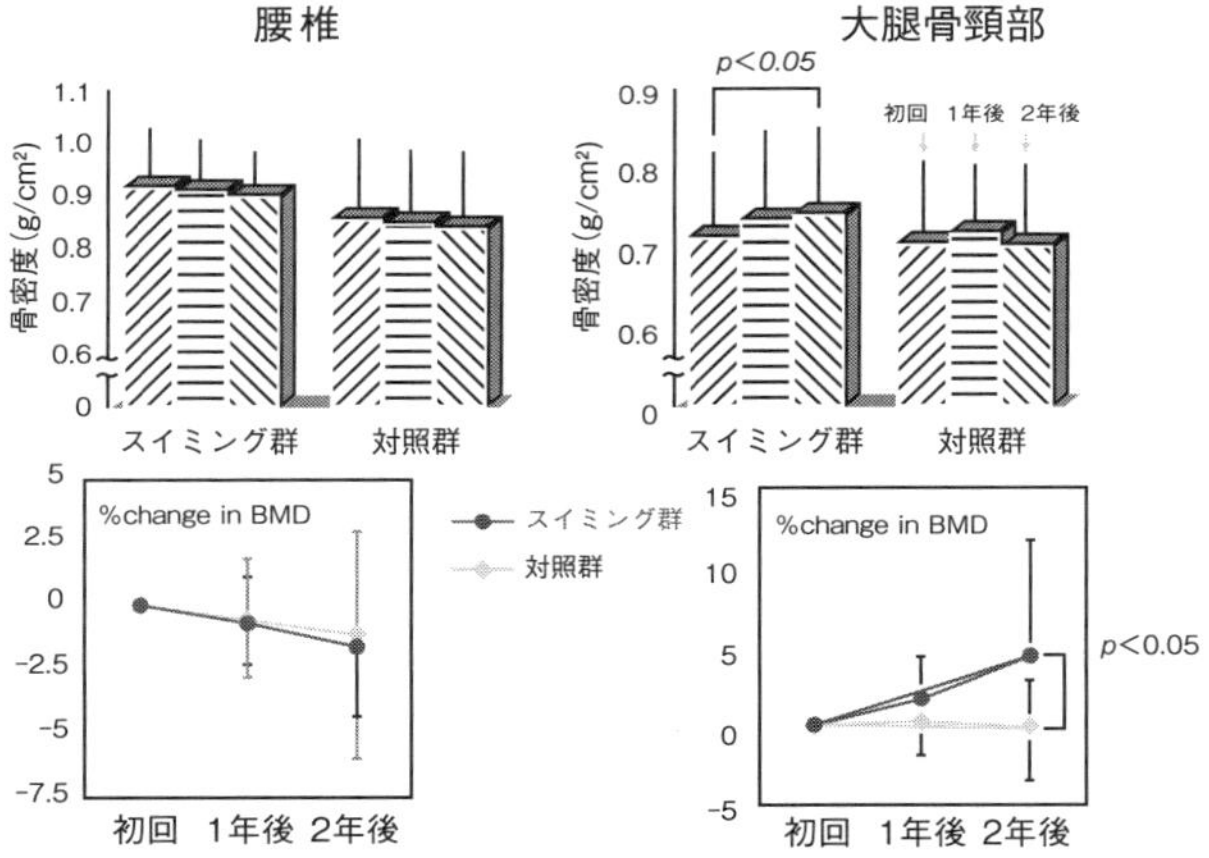

図4－27　スイミング・トレーニングが中高年女性の骨密度（BMD）におよぼす影響
（出典）呉ら：体力科学、2000

イミングが骨の健康によい影響を与えるスポーツであることが示されました。中高年女性では、膝に障害があったり、肥満気味であったりする方々が結構いますが、そのような方々も含めて、スイミングでも骨の健康によいことが明らかになったことは朗報だと思われます。

4-6

最高のトレーニング法〝ローイング〟

「ローイング」とはどんな運動か

「ボートを漕ぐ」ことを英語では「**ローイング**（Rowing）」といいます。もうすこし正確に表現すれば、「艇の進行方向に対して後ろ向きにシートに座り、オールを使って手でボートを漕ぐこと」をローイングと称しています。手漕ぎボートによるローイングは、近代オリンピックの創始者であるクーベルタン男爵も愛好した、欧米諸国ではメジャーなスポーツです。

公園の池でボートを漕ぐところを想像してみてください。こうしたボートでは、固定されたシート（座席）に後ろ向きに座り、両手でオールをもって水をかき回して進みます。そのため、ボート漕ぎといえば、上腕の運動、ないしは上体の運動とイメージして

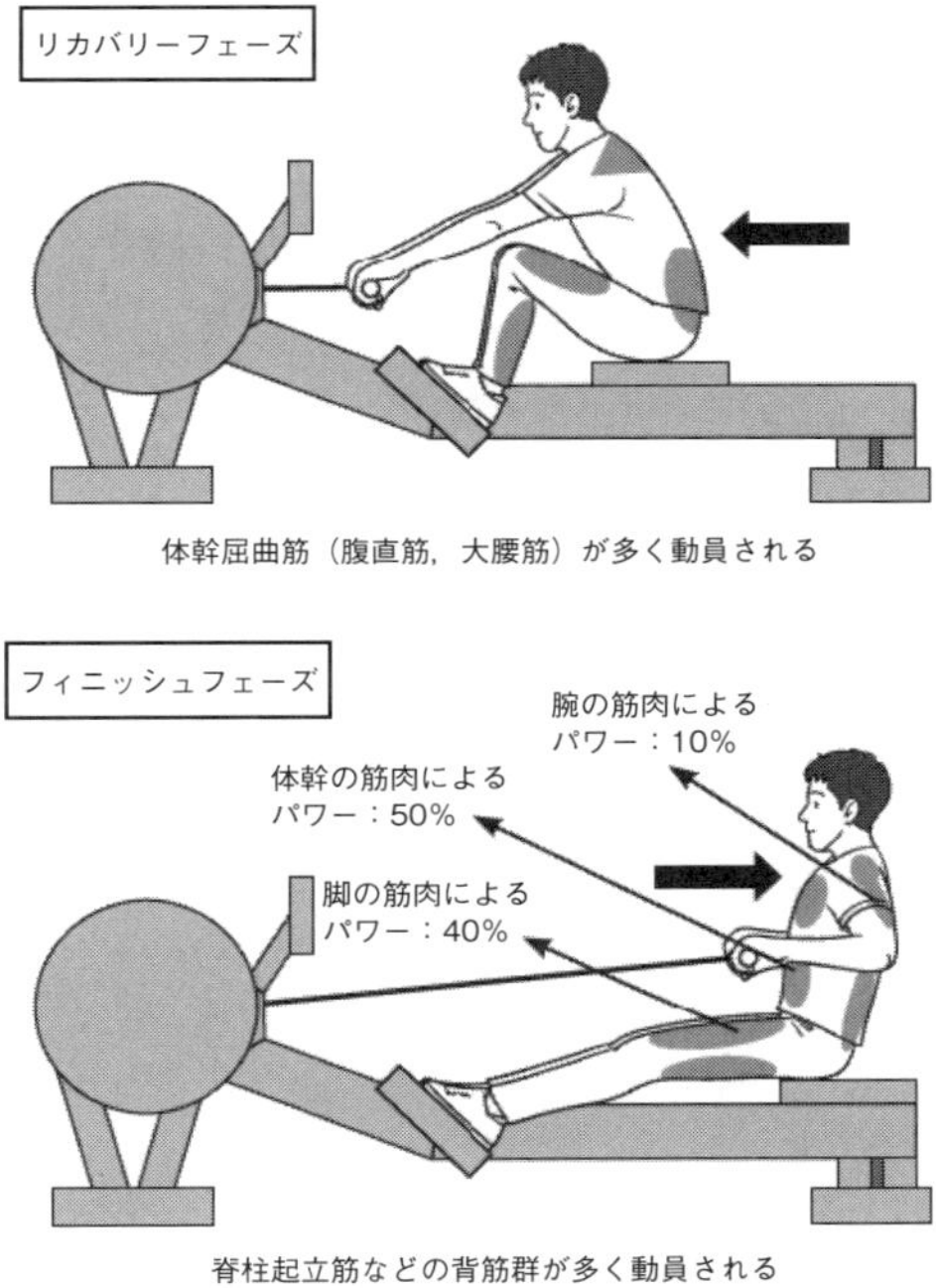

図4－28　ローイングの2つの姿勢と使われる筋肉

（出典）樋口満『体力の正体は筋肉』集英社新書、2018

いる方が多いかもしれません。しかし、実際のボート競技で使われているボートは、シートが前後にスライドするため、大きな推進力を生むには両脚の伸展パワーが大事です。もちろん、ローイング動作の後半には体幹と上腕を使います。

図4-28は、ローイング運動による脚、体幹、そして上腕の動きと、それらが発揮するパワーの比率を模式的に示しています。この図からもわかりますが、ローイング運動はからだ全体の筋肉の70％ほどを動員して行われる全身運動なのです。

近年では、室内で実施できるローイング・エルゴメータ（ボート漕ぎマシン）が開発され、スポーツジムはもちろんのこと、ホテルのフィットネスルームでもよく目にするトレーニング機器となっています。また、自宅でも実践可能な方法として、エクササイズ・チューブを用いたローイング運動もオススメです。

ローイング愛好者は「心肺体力」「筋力」どちらも高い

ローイング運動は、心肺体力維持のための効果的な有酸素運動として、以前よりアメリカスポーツ医学会（ＡＣＳＭ）に推奨されています。図4-29は、高齢男性ローイング愛好者の心肺体力を、運動習慣のない人々との対比で示しています。この図から、ロ

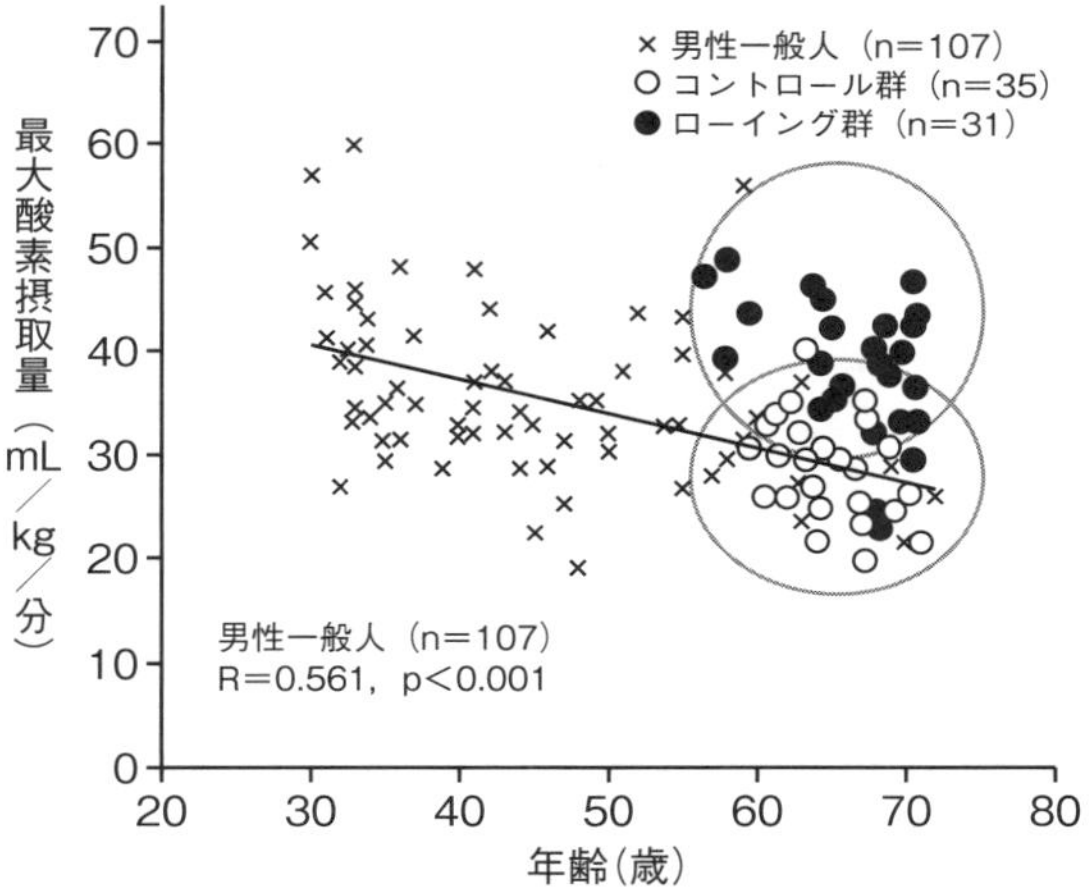

図４－29　高齢男性ローイング愛好者の最大酸素摂取量
（出典）樋口研究室資料

ーイング愛好者の心肺体力が非常に高いことがわかります。また、図４－30から、ローイング愛好者は、一般高齢者にくらべて、ＭＲＩ撮像によって得られた脚伸展筋の断面積が大きく、脚伸展パワーも非常に高くなっていることがわかります。

　ローイング愛好者は動脈硬化、心臓病予防と関連する血液生化学的指標である血中ＨＤＬ－コレステロールも高レベルです。これは、ローイングが健康効果の非常に高い有酸素運動であることを示しています。さらに、シニア女性

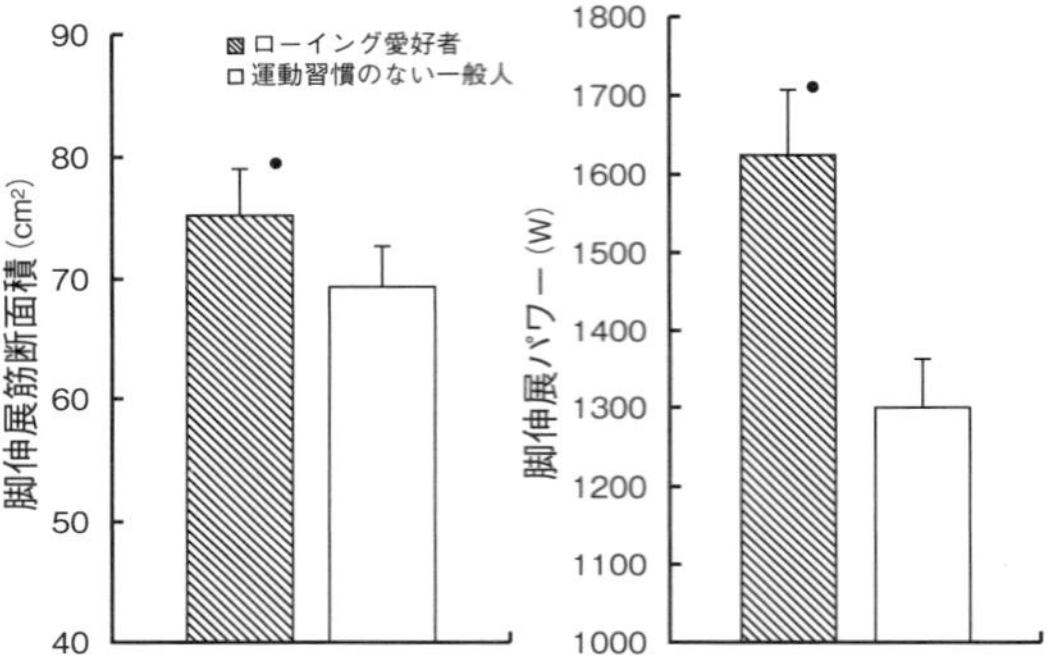

図4－30　高齢男性ローイング愛好者の脚伸展筋断面積と脚伸展パワー

（出典）Yoshiga et al.: Eur. J. Appl. Physiol., 2003

の脚筋と体幹筋の筋断面積を運動習慣別に比較したところ、シニアローイング愛好女性では、同年齢層の一般女性やウォーキング愛好者にくらべて、体幹、とくに大腰筋の断面積が顕著に大きいことがわかりました（図4－31）。

週5日のローイング運動を継続的に行っている中年男女を対象とした先行研究では、同年齢層の一般男女と比較して、動脈の柔らかさの指標である「動脈コンプライアンス」が有意に高く、動脈の硬さの指標である「動脈スティフネス」が有意に低いことが報告されています。また、私たちが研究対象とした週2回程度のローイング運動を行っていた中高年で

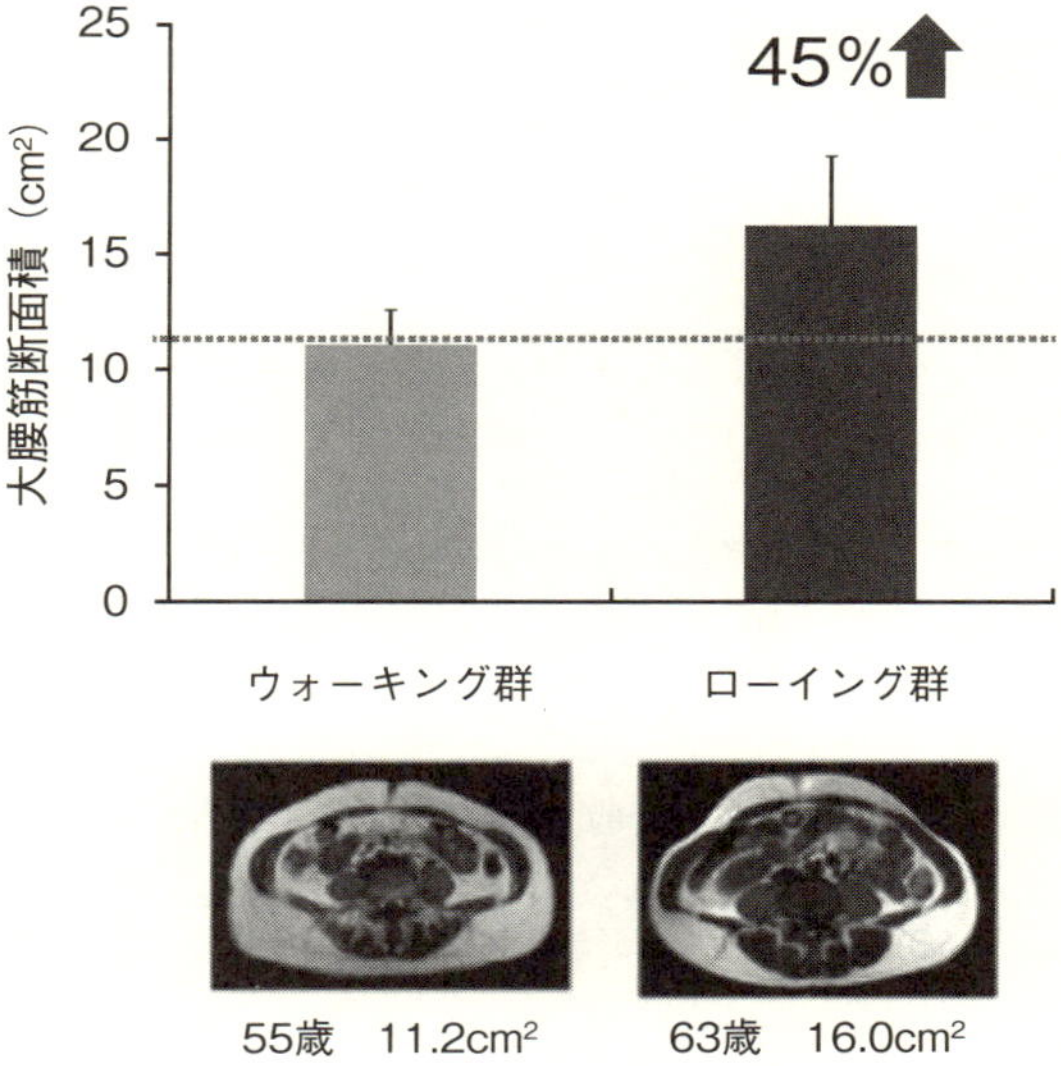

図4－31　シニア女性ローイング愛好者の大腰筋断面積
（出典）樋口研究室資料

は、非運動対照群とくらべて、全身性の血管の硬さ／柔らかさの指標である脈波伝播速度（ＰＷＶ）が低い、つまり血管がより柔らかいことが明らかになっています。これは、ローイング運動に動脈硬化への高い抑制作用があることを意味します。

ローイング愛好者のテロメア長

第２章でも述べたように、テロメアは染色体の末

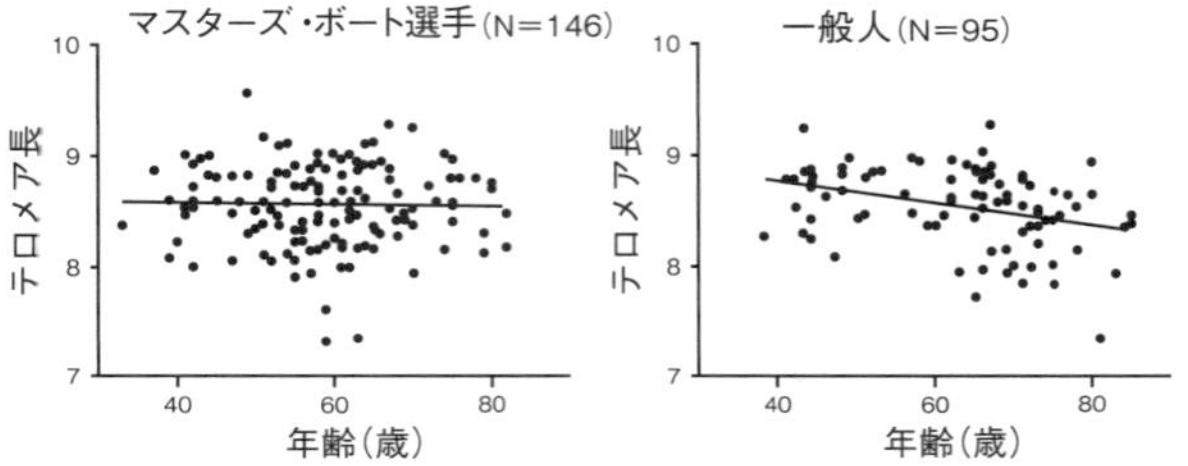

図4－32　テロメア長と暦年齢の関係
（出典）Seki et al.: Biogerontology 24(2):245-255, 2023

端にあり、染色体を守るキャップの役割をしています。特徴的なくり返し配列をもつＤＮＡと、さまざまなたんぱく質からなる構造をしています。テロメアは細胞分裂で短くなるので、若い人では長く、高齢になるほど短くなっていきます。ある時点で細胞分裂ができなくなってしまうので、「寿命の回数券」とも呼ばれています。

加齢によりテロメアは短くなる傾向がありますが、一般人とマスターズ・ボート選手では違いがあるのでしょうか。両者を分けてみてみると、図４－32のように、一般人ではその傾向が顕著ですが、マスターズ・ボート選手だけでみると、テロメアが短くなる傾向は認められませんでした。

この調査研究は、２０１９年にハンガリー・ブダペスト郊外の湖で開催された世界マスターズ・ローイング大会にて、早稲田大学とハンガリー・スポーツ科学大学との共同で行われました。早稲田大学からは、運動免疫学が専門の鈴木克彦教授らが参加しました。この調査研究は横断研究なので、はっきりとしたことはいえませんが、日常的なローイング・トレーニングが寿命を延ばす効果がある可能性を示唆しています。

室内でできるローイング・エクササイズ

これまで紹介してきました横断的データにおけるローイング愛好者は、同世代の一般人とくらべると体格が大きいという特徴をもっていました。大学で体育会系ボートクラブに所属して、激しいトレーニングを行ったのち、大学卒業後に社会人となり、長い中断期を経て、再びオールをとるようになって、現在はマスターズ大会に参加するまでに至った方々です。このような高齢ローイング愛好者の良好な体力や健康度に関する表現型は、必ずしもそれぞれの遺伝素因が良好であったからではなく、ローイング運動の習慣化であった可能性が、SNP解析による遺伝的リスク評価からも示唆されています。

さらに、私たちは、これまで全くボート漕ぎを行った経験がない健康な高齢男性を対象として、ローイング運動の健康効果を検討しました。対象者をランダムにローイング・トレーニング群と非トレーニング群に分け、トレーニング群にはローイング・エルゴメータを用いました。

具体的なトレーニングは、5分間のウォーミングアップ後に準備運動・ストレッチをしてから、目標心拍数を65~80%HRmax（最大心拍数）として10分間のローイングをし、2~3分のインターバルをおいて、再び10分間のローイングをしてから、5分間のクールダウンをして、エルゴメータから降りて体操・ストレッチをして終了としました。頻度は週3回で、期間は6ヵ月でした。

このローイング・トレーニングによって、最大酸素摂取量は15%増加し、腹部皮下脂肪は11%減少しました。また、筋量においても、大腿部が9%、体幹部が7%増加しました（図4−33）。とくに、体幹部の腹直筋と大腰筋での増加が顕著にみられます。この結果は、前述した横断研究の結果と同様の傾向であり、ローイングは、高齢者に対して心肺体力を上昇させる有酸素運動であるとともに、筋量を増加させるレジスタンス運動の効果をあわせもつトレーニングであることが明らかになりました。

実際に屋外で水に浮かんだボートを漕いだり、ジムでローイング・マシンを使ったりするトレーニングは、残念ながら誰にでもできるわけではありません。しかし、先ほど

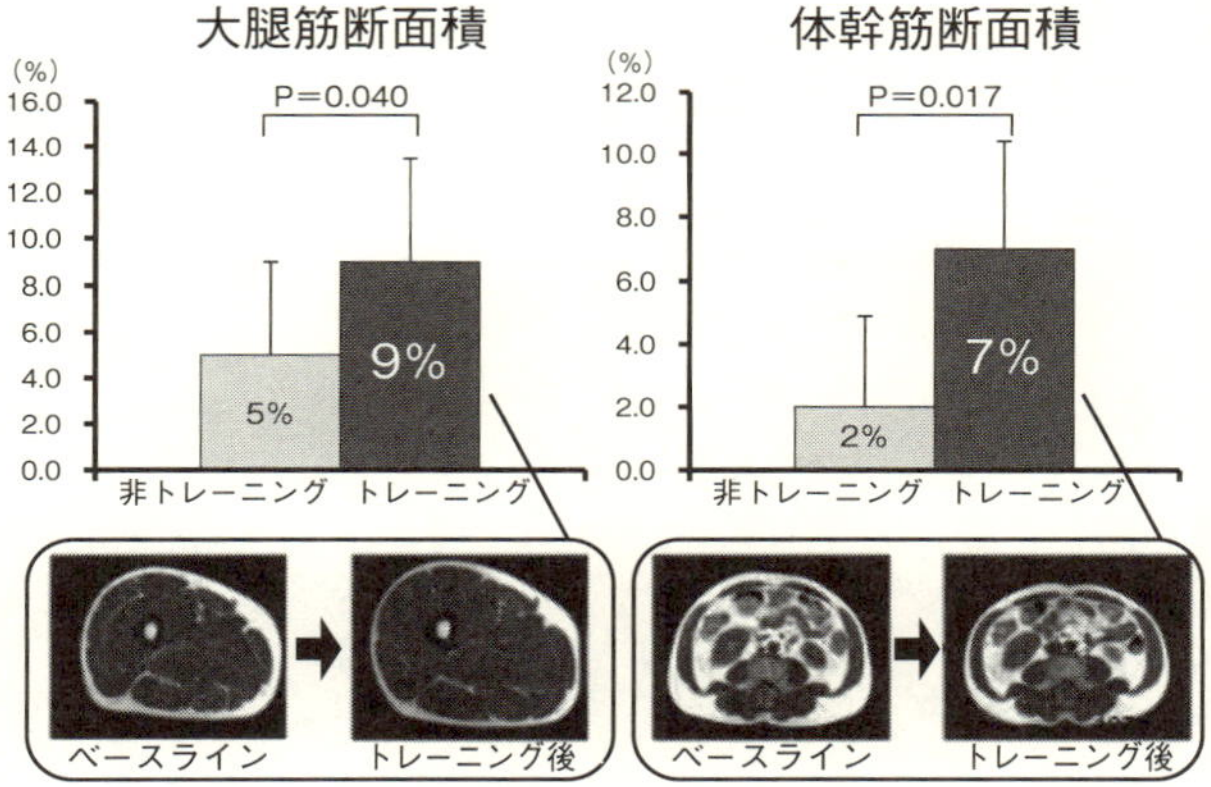

図4－33　6ヵ月間のローイング・エクササイズによる筋断面積の変化率

（出典）樋口研究室資料

も申し上げたとおり、ローイング運動はエクササイズ・チューブを使えば、猛暑が続く夏季でも、雪が降るような寒冷な冬季でも、エアコンの利いた家庭内の狭いスペースで、快適に行うことができます（図4－34）。

私たちが行った60～70歳の男性を対象とした実験では、ややきつい強度（約60%HRmaxに相当：1分間に20回のペース）で、約20分間（10分×2回）、週3回、12週間におよぶチューブを使ったローイング運動を行ってもらいました。それによって、体幹、とくに大腰筋の筋量が8

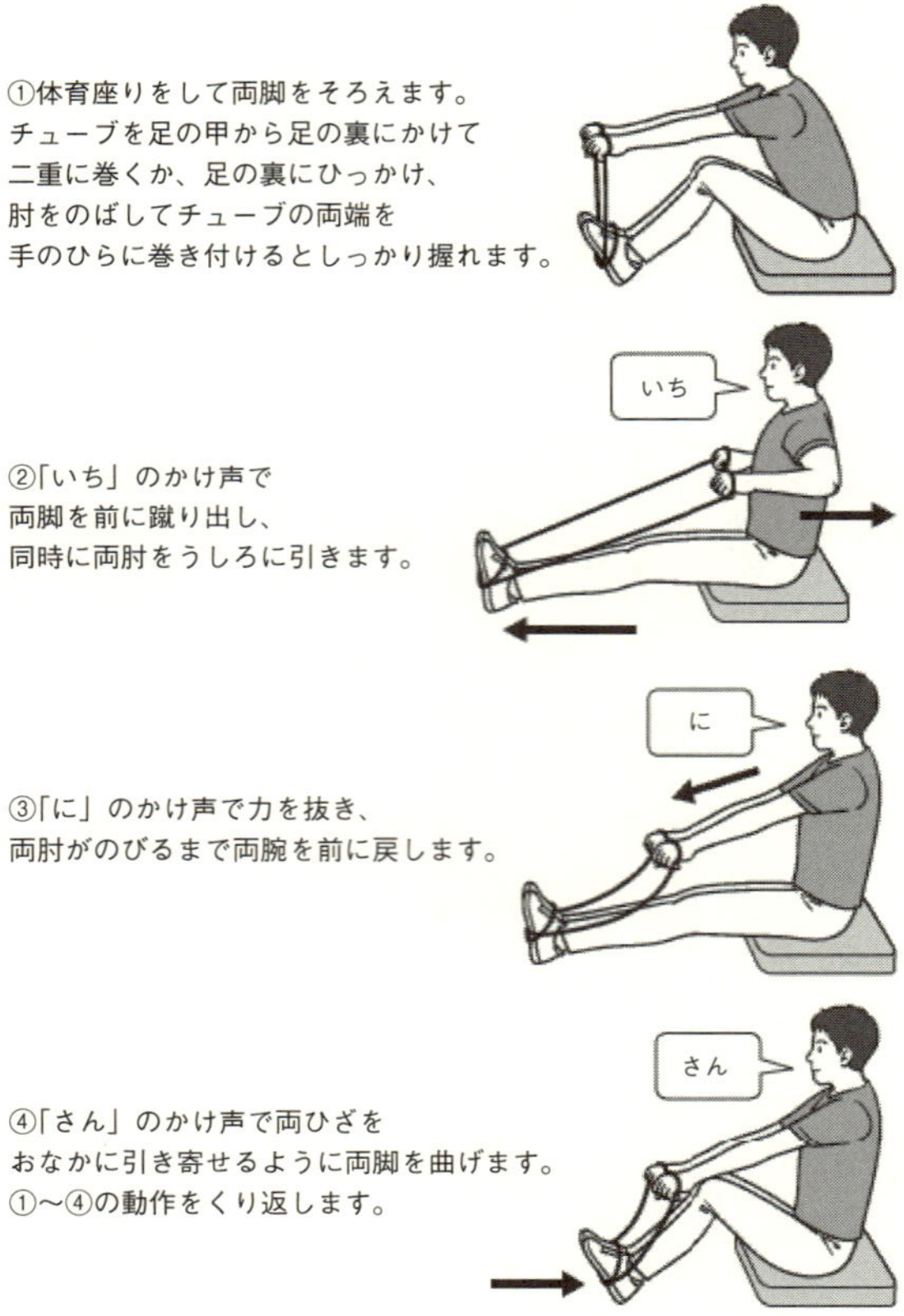
①体育座りをして両脚をそろえます。
チューブを足の甲から足の裏にかけて
二重に巻くか、足の裏にひっかけ、
肘をのばしてチューブの両端を
手のひらに巻き付けるとしっかり握れます。
いち
②「いち」のかけ声で
両脚を前に蹴り出し、
同時に両肘をうしろに引きます。
に
③「に」のかけ声で力を抜き、
両肘がのびるまで両腕を前に戻します。
さん
④「さん」のかけ声で両ひざを
おなかに引き寄せるように両脚を曲げます。
①〜④の動作をくり返します。

図4－34　エクササイズ・チューブを使ったローイング運動

（出典）樋口満『体力の正体は筋肉』集英社新書、2018

%も増加し、イスの座り立ちテストの成績も11%改善されました。

また、狭い家庭のリビングに置くこともでき、音も静かなe－ローイング・マシンもあります。ぜひ、いつでも家庭でできる「ボート漕ぎ運動」を、健康・体力づくりに組み込んでいただきたいと思います。

ローイング運動はシニアにオススメの「動楽」

まとめると、高齢者にとってもローイング運動は、有酸素運動的要素による体脂肪の減少と心肺体力の向上、レジスタンス運動的要素による筋量増加・筋力向上の両方をあわせもつ、効果的で安全な運動であるといえます。また、ローイング運動は、膝に障害のある人にも無理なくできる運動です。

最後に、ワシントン大学医学部教授で、私の師でもあるホロツィー博士のコメントを引用します。

私は50歳になるまでに膝の関節炎を患い、それはランニングによるトレーニングができなくなるほどひどいものでした。運動を続けるために、私はさまざまな運動を試

みましたが、そのなかでエルゴメータによるローイング運動は私の膝を痛めないことがわかりました。その後の10年間に、私は次第に高い強度でトレーニングを行ってきましたが、腱炎、肉離れ、足首の捻挫など多くの障害を引き起こすランニングとは対照的に、ローイングはなんの障害も引き起こしませんでした。

(『ローイングの健康スポーツ科学』への推薦文より)

ローイング運動は、座位で行うため膝関節への負担も少なく、自らの発揮パワーで強度を決められます。無理なく、個人の能力に応じて行える運動であり、子どもから高齢者、肥満者や膝関節症に悩む人など、あらゆる人々が実施可能な安全で効率のよい「動楽」なのです。

PART 4

第4章のまとめ

- エネルギー供給システムで分類すると、スポーツは「ハイパワー系」「ローパワー系」「ミドルパワー系」に分類できる
- 「糖質」は無酸素系、有酸素系の両システムで利用可能なエネルギー源である一方、「脂質」は有酸素系でのみ利用可能なエネルギー源
- 有酸素運動では、運動強度が低い（ウォーキングなど）ほど脂質が利用され、運動強度が高い（ランニングなど）ほど糖質が利用される
- 心肺体力と瞬発力を高めるには、「全力運動20秒＋休憩10秒」を8セット繰り返す「タバタ・トレーニング」が効果的
- 「イソフラボン摂取」と「ウォーキング」を組み合わせると、骨健康の向上、体脂肪量の低下が見込める
- 「ローイング」は、心肺体力と筋力の両方を無理なく高められる、シニアにオススメの運動法

コラム column ②

運動生化学のパイオニア・ホロツィー博士

本コラムでは、運動生化学のパイオニアであり、私の恩師でもあるジョン・ホロツィー博士（Dr. John Otto Holloszy）についてご紹介します。

ホロツィー博士は、「運動生化学の父」とも称されます。1933年ウィーンに生まれ、2018年にアメリカ・ミズーリ州セントルイスで85年の生涯を閉じました。ハンガリー系ユダヤ人の血筋であったため、家族はナチスの迫害を逃れてウィーンからインドに渡り、その後、アメリカのセントルイスにあるワシントン大学医学部において、「コリ回路」の発見者でノーベル生理学・医学賞受賞者でも

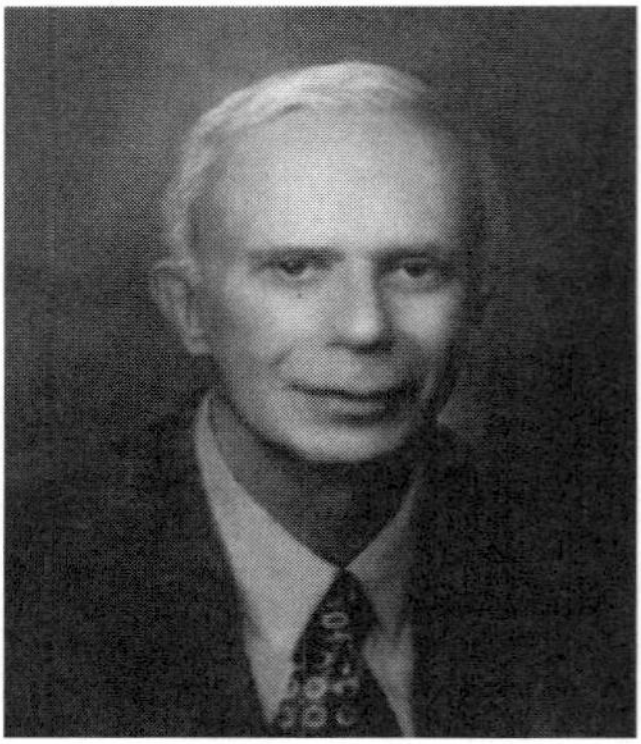

ジョン・ホロツィー博士
(1933～2018)

あるカール・コリ博士のもとで学びました。60年間、研究に没頭した生涯で、ホロツィー博士のラボで研究生活を送ったポスドクはおよそ100名にのぼり、アメリカのみならず、世界各国で活躍しています。

ホロツィー博士は、骨格筋の糖取り込み機能に関する研究に取り組んだのち、運動トレーニングが骨格筋ミトコンドリア機能におよぼす影響に関する研究へと向かいました。そして、1967年には、運動生化学の草分け的論文"*Biochemical adaptations in muscle: Effects of exercise on mitochondrial oxygen uptake and respiratory enzyme activity in skeletal muscle*（「筋肉における生化学的適応——骨格筋におけるミトコンドリア酸素摂取量と呼吸酵素活性に対する運動の影響」）"を発表しました。

今でこそ、運動生化学は、運動のトレーニング効果や健康効果を研究する応用生理学（Applied Physiology）として認知されています。しかし、ホロツィー博士が研究を始めた1960年代には、ほとんどの医学研究者が運動の健康効果自体を、そもそも認めていませんでした。コリ博士などの基礎生化学を専門とする研究者も、「運動の効果に関する研究などは時間の無駄だ」と考え、ホロツィー博士に別の道を進むよう助言していました。しかし、ホロツィー博士は自らの信念にもとづいて、精力的に研究を続け、

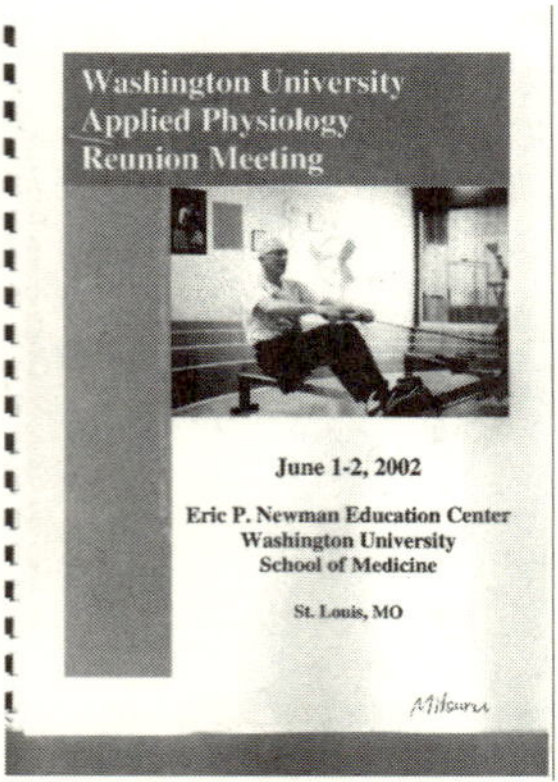

2000年IOC Olympic Award受賞を記念して開催されたシンポジウムのプログラム・抄録集の表紙

運動がどのようにして私たちの健康の保持・増進に有益であるかを解明してきたのです。

運動の健康効果に関する生化学的研究をふまえた老化研究、カロリー制限研究などにも、ホロッィー博士は長年関わっています。ホロッィー博士が主導した、ラットを用いた動物実験における「摂取カロリーを70%程度に抑制すると、平均寿命・最長寿命ともに延びる」という発見は、当時から肥満が深刻な健康課題であったアメリカで大きく注目されました。ホロッィー博士は、ヒト試験によっても、カロリー制限の健康効果に関して研究を行い、カロリー制限群でBMIや体脂肪率、コレステロール、中性脂肪などが有意に低いことなどを確かめました。

ただし、ホロッィー博士自身は、趣味が“Gourmet Food（美食）”と公言していたとおり、70歳を過ぎても健啖家《けんたんか》でした。彼が自らにカロリー制限による減量を課したのは、60歳のとき一回だけだったと思われます。そのときホロッィー博士は、インドア・

ローイング（2000mボート漕ぎ）のマスターズ大会で、世界一を目指してトレーニングと減量に励んでいました。水上でのボート漕ぎ（ローイング）の経験が全くない博士でしたが、60歳代・軽量級（＜75kg体重）で世界3位というすばらしい成績を収めました。

ホロツィー博士は、研究者としてはもちろんですが、人間的にも尊敬できる人物であり、常に人生の方向を正しく指し示してくれる北極星のような存在でした。スポーツや医学、健康科学に関わる方には、ぜひとも知っておいていただければと願っています。

第5章

健康寿命を延ばすライフスタイル、縮めるライフスタイル

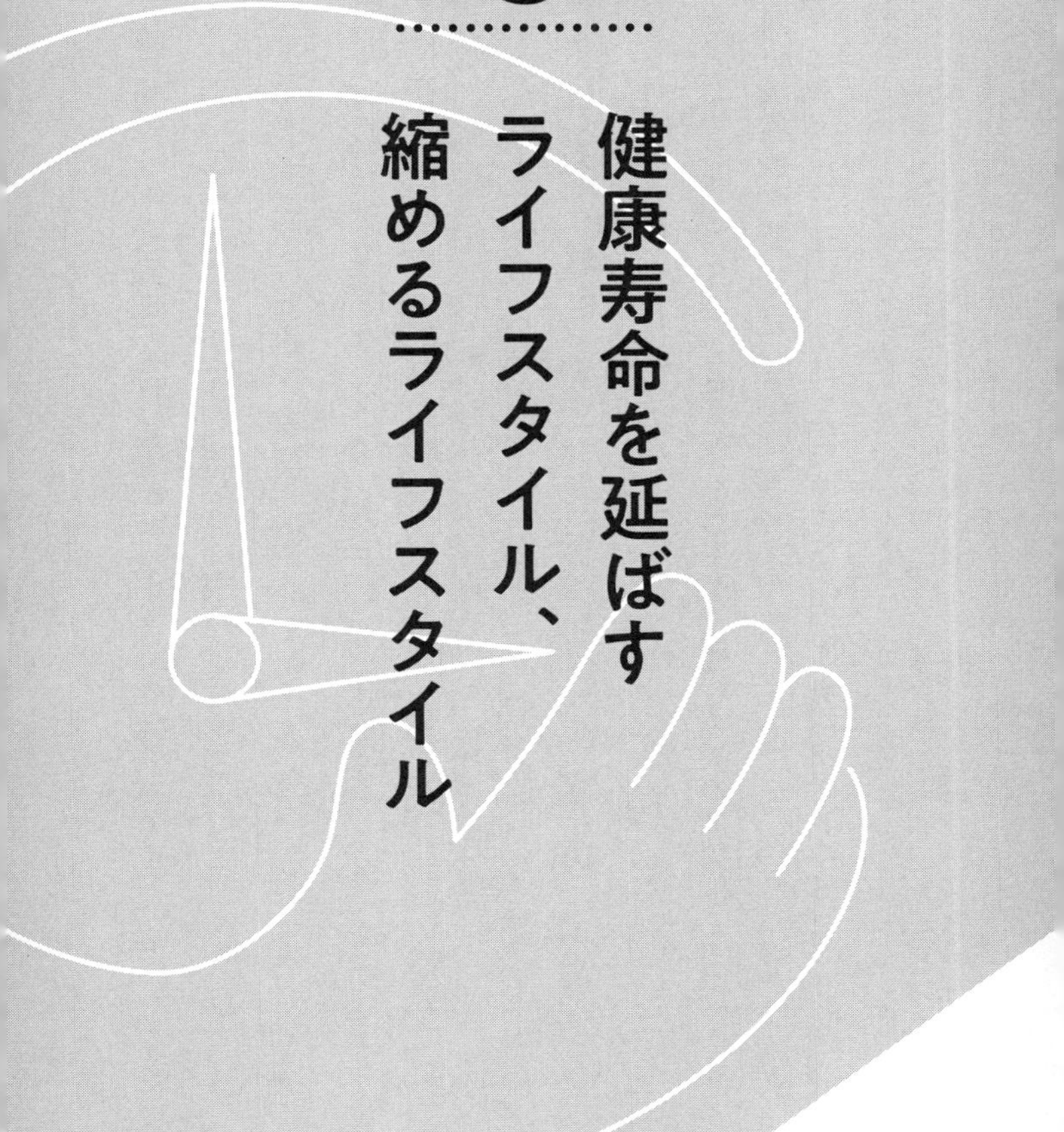

本章では、全体のしめくくりとして、睡眠や生活リズム、飲酒などのライフスタイルと健康寿命の関わりについて論じていきたいと思います。

5-1

心臓病が「月曜の朝」に多い理由

運動は動脈硬化を遅らせる？

動脈の最も大切な役割は、ポンプである心臓から送り出される酸素や栄養素に富んだ新鮮な血液をパイプとして各臓器に届けることにあります。そして次の役割は、心臓から送り出された血液がもたらす拍動を緩衝する働きです。

加齢に伴う動脈硬化は誰にも避けて通ることのできない生理現象ですが、運動の習慣化は動脈硬化の進行を遅らせることがわかってきました。しかし、運動といっても、その様式は多種多様であり、必ずしも動脈硬化に対して好ましい影響が認められない運動様式もあることが明らかになってきています。以下で、詳しく解説していきましょう。

動脈硬化はなぜ起きるのか

動脈硬化は、血管壁に血栓となるプラークができる「病理学的な動脈硬化」と、加齢に伴う「生理学的な動脈硬化」の2つに大きく分類されます。病理学的な動脈硬化は、コレステロールが血管壁に沈着し、粥状化《じゅくじょうか》した動脈硬化です。一方で、加齢にともなう生理学的な動脈硬化は、血管壁の肥厚、弾性線維（エラスチン）の減少、膠原線維（コラーゲン）の増加、さらには平滑筋細胞の線維化などの血管壁の器質的変化と、交感神経の亢進、平滑筋緩衝作用がある一酸化窒素の血管内皮細胞における産生能の低下、さらには血管収縮物質であるエンドセリン－1の増加などの機能的な低下が要因となって起こります。

ちなみに、頸動脈や大腿動脈の柔らかさ（動脈コンプライアンス）は、超音波と血圧計を併用することによる非侵襲的な方法で簡便に測定・評価ができるようになり、運動生理学の研究に広く活用されています。また、動脈の硬さ（スティフネス）は、コンプライアンスの逆数と考えればよいでしょう。また、全身性の動脈の硬化度を評価する生理学的指標としては、管の中を脈波が伝播するときに、「管が細いほど、壁が厚いほど、さらには管の中の物質の密度が低いほど速くなる」という物理学的性質を応用した脈波伝播速度（ＰＷＶ）が用いられています。

筋トレは動脈に要注意

運動様式にはさまざまな分類法がありますが、ここでは大きく有酸素運動とレジスタンス運動（筋トレ）に分けて、それぞれの運動様式が動脈機能におよぼす影響に関する研究を紹介します。

習慣的な有酸素運動は、最も効果的に動脈機能を改善させる運動ツールです。ＰＷＶを手がかりとして、習慣的な有酸素運動の効果を検証した研究によれば、シニアのＰＷＶは若年成人よりも増加しますが、持久的トレーニングを行っているシニアは、座業従事者よりも低くなっていることが報告されています。さらに、ミドル男性を対象とした16週間の速歩やジョギングなどの有酸素運動トレーニングで、大動脈のＰＷＶが改善するとの報告もあります。**有酸素運動は動脈硬化予防の有効なツールであるといえるでしょう。**

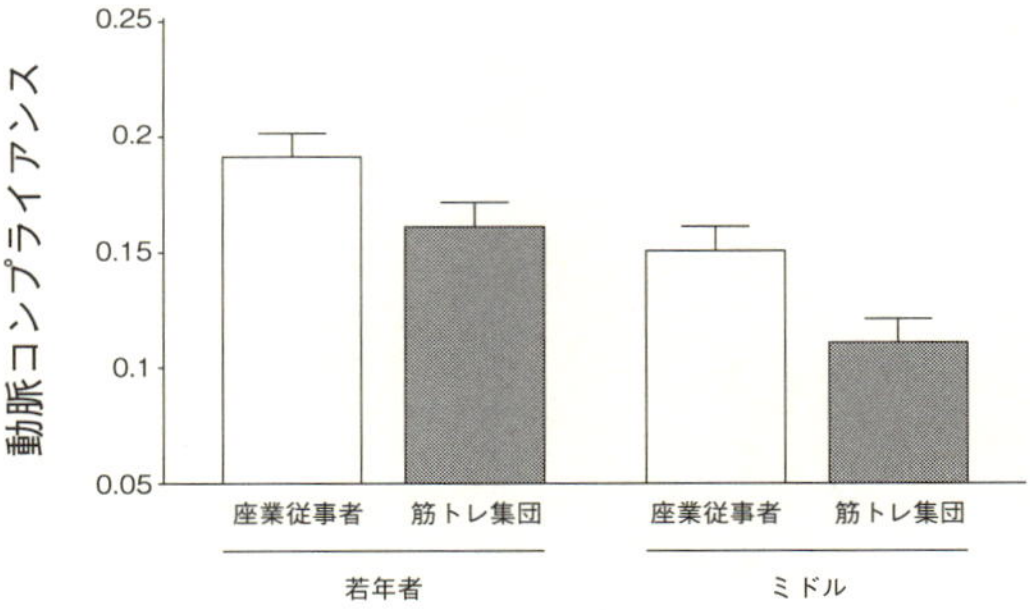

図5－1　動脈コンプライアンスにおよぼす習慣的な筋トレの影響

（出典）Miyachi et al.: Hypertension, 2003を一部改変

一方で、サルコペニア予防のために筋トレが推奨されています。高強度の筋トレを長期にわたって継続している人々の動脈コンプライアンスは、若年成人では座業従事者とほぼ同レベルですが、ミドルの筋トレ集団では、座業従事者よりも顕著に低いことが、宮地元彦博士（現：早稲田大学スポーツ科学学術院教授）らが行った研究によって明らかにされています（図5－1）。

動脈コンプライアンスが低いということは、動脈硬化度が高いということを意味します。こうした結果からは、シニアにとって有酸素運動が動脈硬化度を低下させる好ましい運動である一方、高強度のレジスタンス運動は動脈の硬化度を高める可能性があり注意が必要である、ということがいえます。

筋トレの動脈硬化リスクへの対策となりうる研究結果も紹介しておきましょう。河野寛博士（現：国士舘大学准教授）らは、筋トレと有酸素運動を組み合わせた「コンバインドトレーニング」が動脈硬化度におよぼす影響を介入研究により検討しました。その結果、筋トレの後に有酸素運動を実施することによって、筋トレにより引き起こされる動脈コンプライアンスの低下を抑制できることを明らかにしています。

「低強度の身体活動」でも動脈硬化の進展が抑制できる

すでに述べたように、さまざまな潜在的健康リスクを抱えているシニアの人々にとっては、高強度運動（ＶＰＡ）が必ずしも適切とは言えません。とくに、これまでの長い人生において、活動的でなく運動が習慣化していない低体力のシニアは、まずは家事や散歩などの低強度の身体活動（ＬＰＡ）を推奨するのが適当と思われます。

近年では、精度の高い活動量計が開発され、ＬＰＡ評価ツールとして利用可能となりました。先ほども紹介した、若年成人から中高年者までを対象としたＰＷＶによる動脈硬化度を指標とした調査研究から、高年齢層の低心肺体力グループでは、日常生活でＬ

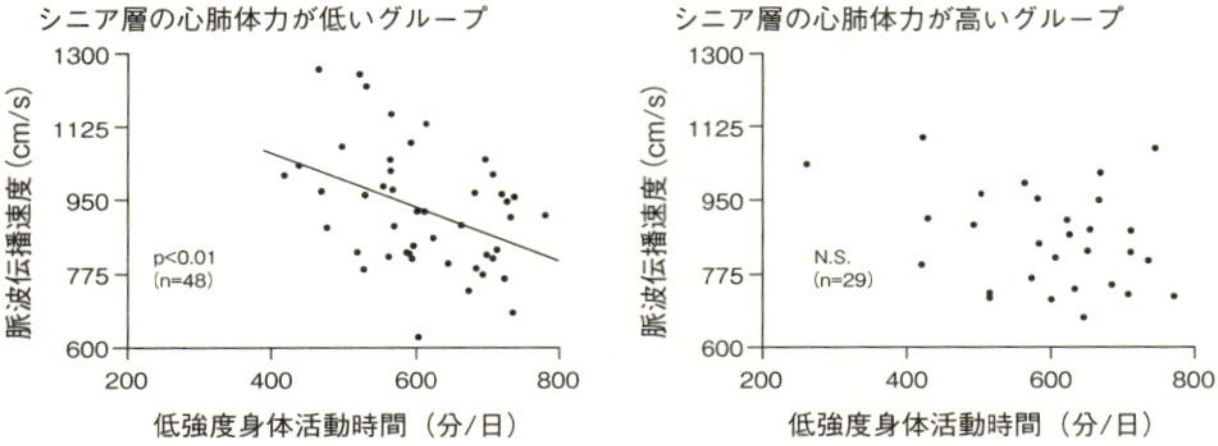

図５－２　シニアにおける心肺体力別にみた脈波伝播速度（PWV）と低強度身体活動（LPA）の関係
（出典）Gando et al.: Hypertension, 2010

ＰＡが多いとＰＷＶが低い（全身性の動脈硬化が抑制されている）ということが示されました（図５－２）。

この調査研究の結果は、**心肺体力が低いシニアでも、低強度の身体活動を日常的にどんどん行ったほうがよい**という強力なエビデンスを提示しています。

「社会的時差ボケ」が動脈硬化を助長する

長時間にわたる航空機による移動は身体にさまざまな影響をもたらしますが、その代表的な現象が、「エコノミークラス症候群」と「時差ボケ」です。エコノミークラス症候群は、長時間にわたる座位行動によって引き起こされる心血管系の障害で、時差ボケは、生体リズムの機能が変調をきたして体調不良が惹起されます。それと同様に、私たちはしばしば、休日に遅く起きたり夜更かししたりするなどして、平日と休日の生活リズムが数時間ずれる状態を経験します。休日の生活リズムの乱れにより、平日の生活リズムとの不調和が起きる現象は、「社会的時差ボケ」と呼ばれます。元々は時間生物学、睡眠学の用語です。一般的には、平日と休日の就寝・起床リズムのずれが、それに相当します。

血圧は就寝時に低下し、起床前から起床後2時間ごろまで上昇します。早朝の血圧上昇は、私たちが日常生活を送るうえで必要不可欠な生理的応答ですが、過度な血圧上昇は心血管疾患のリスクとなることが報告されています。また興味深いことに、早朝の過度な血圧上昇は、月曜日の朝に発生しやすいことが報告されています。現代社会においては、多くの人々が土曜日および日曜日の休日（週末）を経て、月曜日からの平日の生活に戻っていきます。これらを考慮すると、社会的時差ボケが早朝の過度な血圧上昇を引き起こすことが予想されます。

次に紹介する研究は、早稲田大学スポーツ科学学術院の中村宣博博士（現：同講師）と谷澤薫平准教授が中心となって、一過性の社会的時差ボケが早朝血圧におよぼす影響を検討するために行われました。対象は、平日と休日の生活リズムがほとんど変わらない（社会的時差ボケが2時間未満の）若年成人男性です。

対象者には、2時間以上の社会的時差ボケを引き起こす試行（社会的時差ボケ試行）と、平日と同様な生活リズムの試行（コントロール試行）の両方を、ランダムな順番で実施してもらいました。そして、これらの試行の前後（金曜日と月曜日）の早朝血圧を観察しました。また、早朝血圧に影響を与える動脈硬化度や自律神経指標も測定しました。

その結果、図5－3、図5－4に示すように、**一過性（たった1回）の社会的時差ボケでも、早朝の血圧を過度に上昇させ、血管が硬くなる**ことが明らかになりました。本研究で観察された現象は、月曜日の朝に、心血管疾患が起こりやすい理由の一端である可能性があります。

社会的時差ボケは、多くの働き盛りの人々が抱える健康課題のひとつです。海外旅行時に生じる時差ボケとは異なり、本人が自覚していない場合も多く、気づかないうちに健康状態を悪化させる可能性があります。たった1回の社会的時差ボケでも、血圧は思うより上昇しており、動脈も硬くなっているという本研究の結果は、社会的時差ボケによる健康被害を社会に訴えるための貴重なエビデンスといえます。今後は、運動や食事

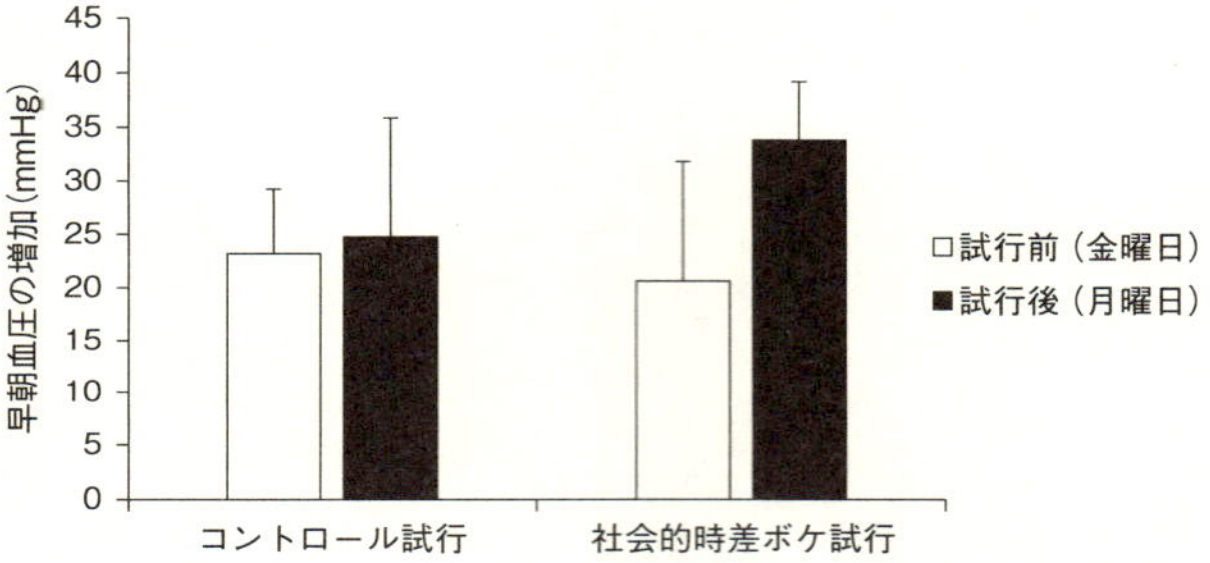

図５－３　コントロール試行と社会的時差ボケ試行の早朝血圧の増加の程度

（出典）Nakamura et al.: Hypertension Research, 2023（早稲田大学プレスリリース）

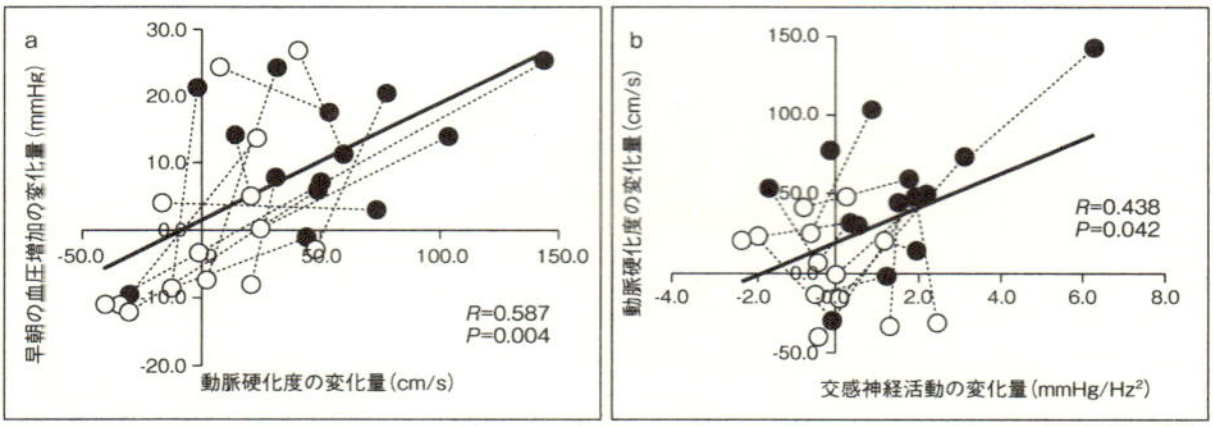

図５－４　早朝の血圧増加と動脈硬化度の変化量(a)、動脈硬化度と交感神経活動の変化量(b)の相関関係

（出典）Nakamura et al.: Hypertension Research, 2023（早稲田大学プレスリリース）

による社会的時差ボケの是正策の提案に向けて、生活リズムが乱れがちな現代人の健康の保持・増進に貢献できる研究が必要と考えます。

5-2

健康面からみた「飲酒のコツ」

飲酒習慣と疾病発症リスク

ご存知のとおり、アルコール飲料は世界中の多くの国々で嗜好されており、ビールやワイン、日本酒、焼酎、そしてウイスキーなどさまざまな種類があります。アルコールは適量であれば、ストレス解消、食欲の増進、人間関係の円滑化などのメリットがある反面、適量を超えると、健康に対するデメリットもあることもまた、よく知られています。

WHOは、アルコールの有害な摂取を減らすための世界戦略を示していますし、循環

表５－１　日本における疾病別の発症リスクと飲酒量

（出典）厚生労働省：飲酒に関するガイドライン、2024

	疾病名	飲酒量（純アルコール量（g））			
		男性		女性	
		研究結果	（参考）	研究結果	（参考）
1	脳卒中（出血性）	150g/週	（20g/日）	0g<	
2	脳卒中（脳梗塞）	300g/週	（40g/日）	75g/週	（11g/日）
3	虚血性心疾患・心筋梗塞	—		—	
4	高血圧	0g<		0g<	
5	胃がん	0g<		150g/週	（20g/日）
6	肺がん（喫煙者）	300g/週	（40g/日）	データなし	
7	肺がん（非喫煙者）	関連なし		データなし	
8	大腸がん	150g/週	（20g/日）	150g/週	（20g/日）
9	食道がん	0g<		データなし	
10	肝がん	450g/週	（60g/日）	150g/週	（20g/日）
11	前立腺がん（進行がん）	150g/週	（20g/日）	データなし	
12	乳がん	データなし		100g/週	（14g/日）

器疾患やがんなどの疾患の予防コントロールのため、飲酒量の目標なども含めた行動計画を発表しています。

疾病別の発症リスクが上がる飲酒量（純アルコール量）については、表５－１に示したものが参考となります。ぜひこの表を折に触れて思い出して、自らの飲酒習慣をチェックしてみてください。ちなみに、度数５％のビール５００mℓに含まれるアルコール量が、約20ｇです。

飲んだアルコールの大半は小腸で吸収され、血液を通じて全身を巡り、肝臓で分解されます。肝臓のアルコール分解能力には個人差があり、年齢、性別、体質、さらには飲酒時の体調などによって受ける影響が異なっています。健康に配慮した飲酒の仕方を、飲酒に関するガイドラインにしたがって、以下に箇条書きにして示しますので、ぜひ参考にしてください。

- **飲酒によって生じるリスクを減らすために、自らの飲酒状況を把握する**
- **過度な飲酒を避けるために、あらかじめ量を決めて飲酒をする**
- **血中のアルコール濃度を上がりにくくするために、飲酒前、または飲酒中に食事をとる**
- **アルコールをゆっくり吸収・分解できるように、飲酒の合間に水を飲む**
- **1週間のうち飲酒をしない日を設ける**

飲酒はからだにどんな影響を与えるか

「運動が習慣化されており、有酸素能力が高く、たまにしか飲酒をしない人」は、糖尿病の相対危険度が非常に低いことが、澤田博士らの東京ガス男性従業員を対象としたコホート研究によって明らかになっています。さらに、この研究からは、「有酸素能力が高くても、多量飲酒の習慣がある人」では、その相対危険度が高いことも示されています。運動をしているから多量飲酒をしても構わないと思っている人は、気をつけてください。

また、私たちが実施した研究では、心肺体力が高い人でも、アルコール摂取量が多いと、メタボリスクが高くなる傾向があることが示されています（図5－5）。これらの研究から明らかなように、たとえ日常の身体活動レベルが高く、心肺体力に優れているからといっても、多量の飲酒はやはり控えるべきであるといえるでしょう。

運動・スポーツで汗を流した後のビールの味は特別おいしく感じるものです。しかし、運動・スポーツをする人にとって、飲酒は以下に示すいくつかの理由で注意が必要です。

栄養バランスが悪くなる：食事時の飲酒は、食欲を増進するメリットもありますが、多量にアルコールを摂取すると、運動・スポーツをする人には欠かせないビタミン、ミネラルの吸収を妨げることにつながります。とくに、ビタミンB_1はアルコールの代謝に必要とされるので、アルコールによる吸収阻害と、アルコールの分解で消費されてしまい、二重の意味で不足しがちになります。

筋トレの効果が減少する：運動後のアルコール摂取によって、たんぱく質の合成を促進

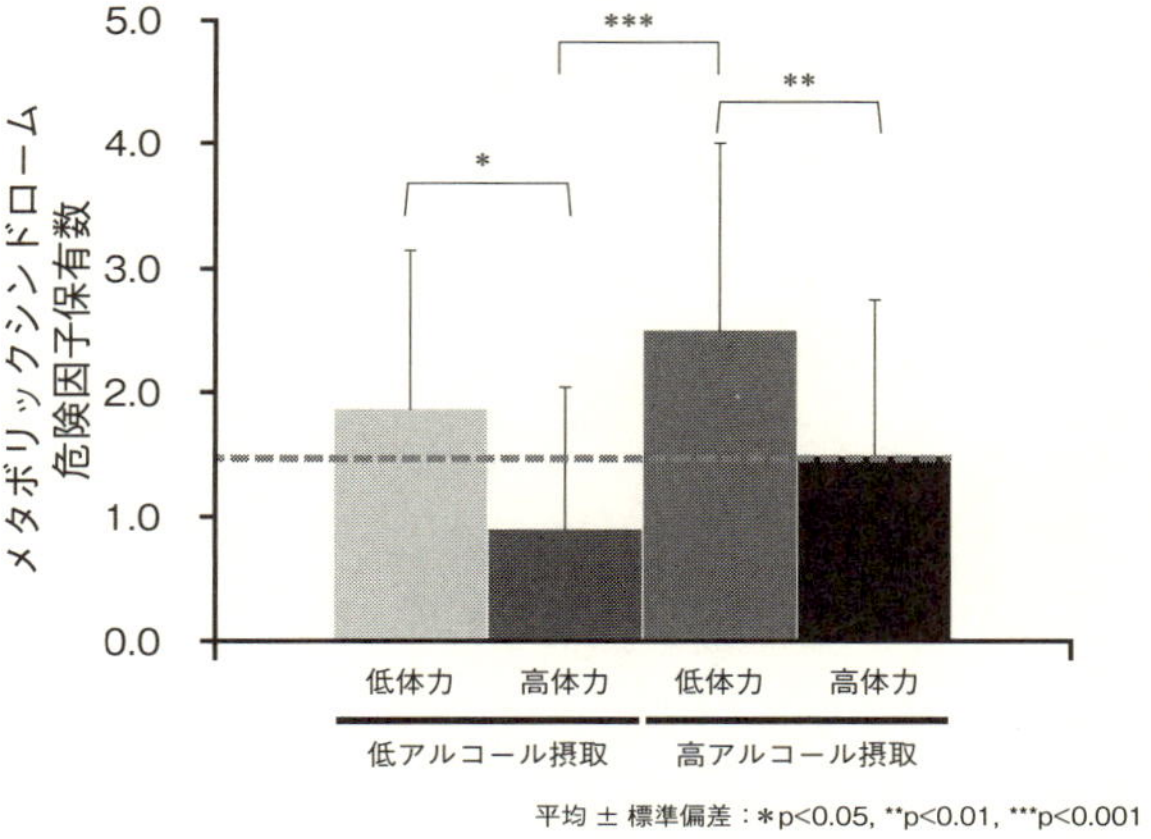

図5－5　各群におけるメタボリックシンドローム危険因子保有数

（出典）樋口研究室資料

し、筋肉の増加に欠かせないテストステロンが減少し、筋肉を分解するコルチゾールが増加してしまいますので、筋トレ後の飲酒は筋肉の再合成を阻害し、筋トレ効果を低減させてしまう可能性があります。

水分不足になる（脱水状態になる）：運動後には発汗によって体水分が不足状態になっています。しかし、運動後にそのままの状態で飲酒をすると、アルコールによる利尿作用により、脱水状態がさらに進行してしまいます。

十分な睡眠がとれない：アルコールの多量摂取には、急性的な催眠効果もありますが、夜になると分泌される抗利尿ホルモンの作用が抑制され、尿の量が多くなり、夜中に何度もトイレに起きることを強いられ、それが十分な睡眠を妨げる結果となります。

以下では、お酒と楽しく付き合うために、飲酒のデメリットを減らす食生活について、最新の研究成果からいくつかご紹介します。

晩酌では「豚肉」を食べよう

WASEDA'S Health Studyでは、とくに男性に顕著にみられる「アルコール食事パターン」について調べました。夕食時の晩酌や、仕事帰りに居酒屋に寄って、つまみの肴（魚介類）とともにお酒をたくさん飲むような食事をイメージしてもらえばいいでしょう。この調査では、対象となった人々のアルコールの1日の平均摂取量は、男性で12g、女性で8gでした。そして、アルコール食事パターンスコアの高得点群では、1日当たりの平均アルコール摂取量がおよそ40g（日本酒：2合、ビール：500mL2缶に相当する）に達していました。主食では、ご飯の摂取量が多く、パンの摂取量は少ない傾向があり、主菜としては、魚介類の摂取が多く、焼き魚、煮魚、そして刺身としてよく食されており、いわゆる和食中心の食生活でした。

アルコール食事パターンスコアが高い人々は、総エネルギー摂取量に占める脂肪の摂取比率が低い傾向でした。さらに、微量栄養素であるビタミンDの摂取量は十分でしたが、豚肉に多く含まれているビタミンB_1の摂取量は低い傾向が認められました。ビタミンB_1はエネルギー代謝、とくに糖質をエネルギー源として利用する際に必須のビタミンです。そのため、ビタミンB_1を多く含む食品の代表である豚肉、および豚肉製品であるハム、ソーセージなどを飲酒中にも適切な量、日常的にとることが奨められます。

アルコール食事パターンと脂質異常の関係は？

第3章で触れたように、食事パターン研究によって、「ヘルシー日本食パターン」のスコアが高いと、血中中性脂肪（トリグリセリド：TG）濃度が高い高中性脂肪血症と判定される確率が低くなる傾向があることが明らかになりました（図5-6）。主成分

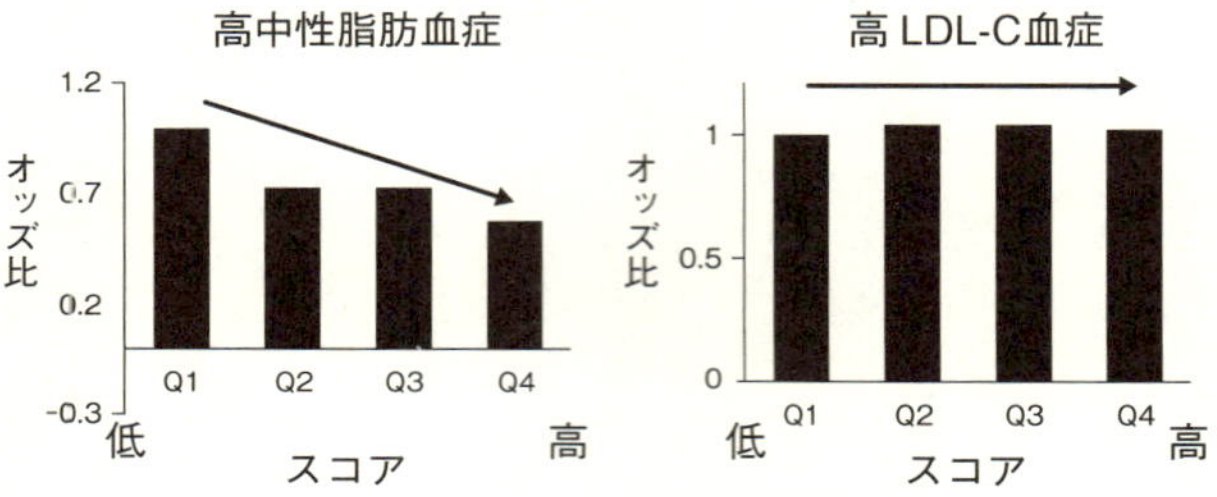

図5－6　ヘルシー日本食パターンスコアと高中性脂肪血症、高LDL-コレステロール血症との関連

（出典）Tanisawa et al.: Br. J. Nutr. , 2022

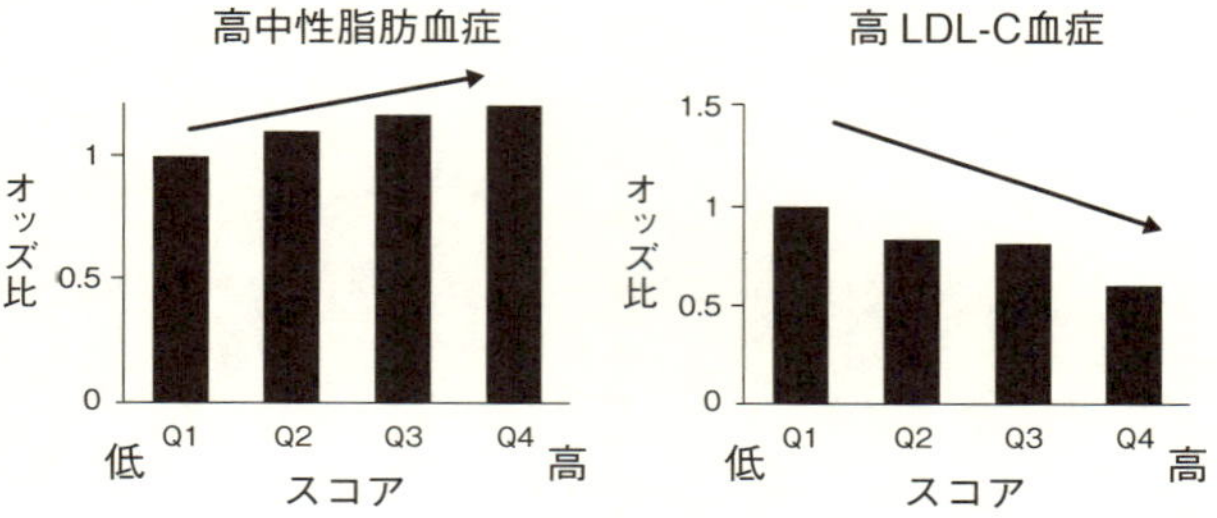

図5－7　アルコール食事パターンスコアと高中性脂肪血症、高LDL-コレステロール血症との関連

（出典）Tanisawa et al.: Br. J. Nutr. , 2022

表5－2　翌日に残さないアルコール摂取の適量の目安
（出典）樋口満『スポーツする人の栄養・食事学』集英社新書、2021

アルコール	目安量	エネルギー（kcal）
日本酒吟醸	1合（180ml）	184
ビール	中ビン1本（500ml）	197
焼酎（甲類）	0.5合（90ml）	175
焼酎（乙類）	0.5合（90ml）	126
ワイン（白）	グラス1杯（120ml）	90
ウイスキー	グラス1杯（60ml）	134

日本食品標準成分表2020年版（八訂）をもとに作成

分析によって、副菜重視型のヘルシー日本食パターンの次に抽出された食事パターンが、飲酒習慣を反映した「アルコール食事パターン」です。

この調査研究によって、アルコール食事パターンスコアが高い人は、血中中性脂肪濃度が高い高TG血症と判定される確率（有病率）が高くなりますが、逆に高LDL－コレステロール血症の有病率は低い傾向が示されました（図5－7）。血中LDL－コレステロール値が高いと、動脈硬化が促進されることが知られていますので、この結果は飲酒習慣のある、とくに男性にとっては、一見すると朗報のように思えます。しかし、過度な飲酒が高血圧や高血糖などの代謝異常リスクを高めることも、私たちの調査研究のデータから明らかになっていますので、やはり過度な飲酒習慣は

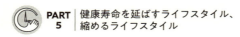

改善すべきです。

表5－2に、翌日に残さないアルコール摂取の目安を示しますので、あわせて参考にしてください。

5-3 「動楽」と「食楽」でフレイル予防

フレイルとはなにか？

私たちのからだには予備能力（余力）があり、病気やケガをして、一時的に体力が低下しても、そこから回復する能力が備わっています。しかし、高齢になると、その能力が著しく低下してしまいます。

この加齢にともなう身体諸機能の低下（余力の低下）は、とくに、75歳以上の後期高齢者で顕著になり、外的なストレス（逆境）に弱くなり、感染症の罹患や事故の発生頻度が高くなるとともに、そこからの回復力（復元力：レジリエンス）も低下します。また、消化器系、循環器系、そして整形外科（運動器）系を問わず、手術後の回復が遅れたり、十分に回復しなかったりして、要介護状態に陥るリスクが高くなります。このような高齢者に特徴的にみられる脆弱性が高まった状態を「**フレイル**（虚弱）」と呼びます。「フレイル」は、日本老年医学会が平成26（2014）年に"Frailty"の日本語訳として、新たに提唱した疾患概念です。

身体的な面でのフレイルの原因としては、骨・関節・筋肉などの運動器の衰えがあげられ、先に述べた「ロコモティブシンドローム」や「サルコペニア」などが関連します。そして、高齢者に多い慢性疾患や多剤併用などがこれらを加速させ、身体活動量の低下や食欲減退から、低栄養、筋量・筋力の低下を起こす悪循環（フレイル・サイクル）が起きやすいのです（図5-8）。

一方、心理的な原因としては、加齢に伴う認知機能の低下や抑うつ気分などがあげられ、家事や買い物などさまざまな場面で適切な行動・判断ができにくくなることが問題となります。また、社会性の面での原因としては、孤立しがちになることで、引きこもりや孤食（ひとりで食事をすること）が常態化しがちです。

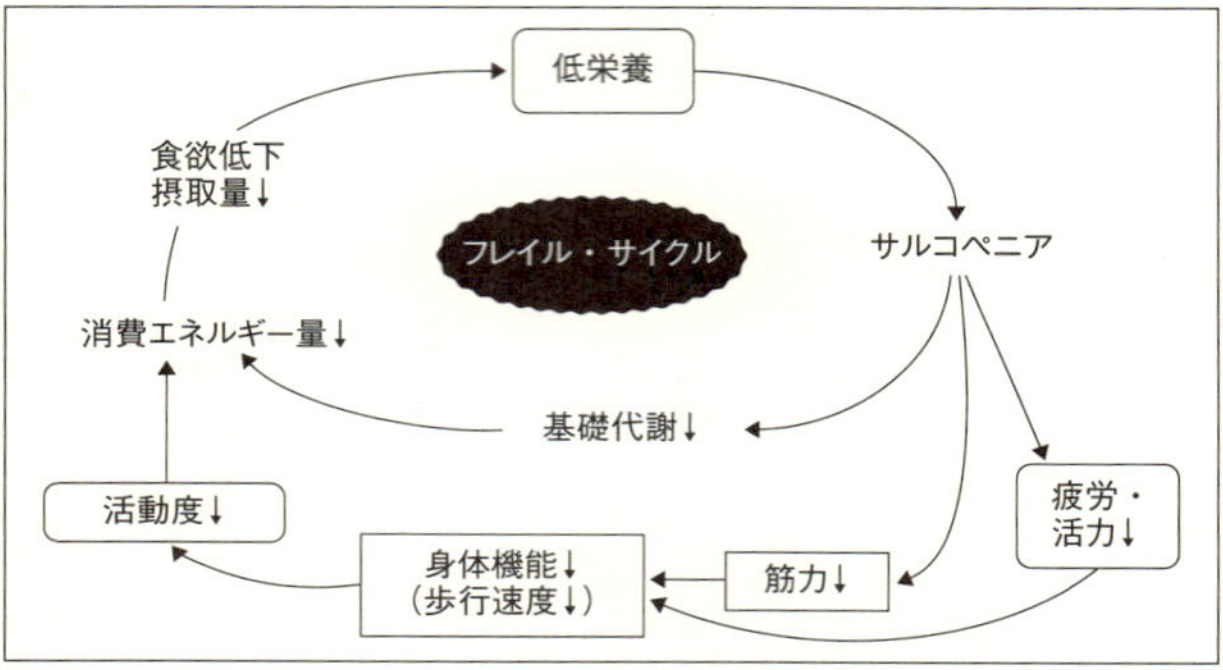

図5－8　フレイルサイクル
（出典）厚生労働省：日本人の食事摂取基準　2020年版より

フレイルの特徴は、このような3つの原因が重なることで、状態がどんどん悪化していくことです。たとえば、身体機能の衰えによって外出が億劫《おっくう》になることで引きこもりがちの生活になり、それが社会性の低下を引き起こします。また、引きこもりがちな生活が続くことで、さらに身体機能や認知機能が低下することにもつながり、心身の機能がどんどん衰えていくという「負のスパイラル」に陥るのです。

フレイル状態にあるか否かを判断する基準としては、以下の5つの項目のうち、3つ以上が該当する場合を「フレイル」とし、1～2つ該当する場合をフレイルの前段階である「プレフレイル」とされており、該当なしの場合は健常と判定されます（２０２０年改定 日本版ＣＨＳ基準）。

体重の減少（6ヵ月で2kg以上の意図しない体重減少）
筋力の低下（握力：男性28kg未満、女性18kg未満）
主観的疲労感（ここ2週間、わけもなく疲れたような感じがする）
歩行速度の減弱（通常歩行速度1・0m／秒未満）
身体活動の減少（軽い運動を週に一度もしていない）

体重減少には筋量の減少を伴うことが多く、それは歩行速度の低下にもつながっています。シニアにとっては、日常生活において定期的に、軽い運動・身体活動をするだけでもフレイル予防になりますが、たんぱく質やカルシウム、ビタミンＤなどの筋肉・骨を構成する栄養素の摂取不足を回避することにも十分な配慮が必要です。以下に、シニアのフレイル予防と関連する適切な栄養摂取についての研究をご紹介します。

フレイル予防にはたんぱく質摂取

サルコペニアは加齢に伴う骨格筋の萎縮・機能低下であり、高齢者に多く発症する疾患です。サルコペニアの予防には適切なたんぱく質摂取とレジスタンス運動（筋トレ）が効果的であることは広く知られています。しかし、先述のように、シニアは筋トレだけだと筋力の増加が認められにくいことが報告されており、同時に適切なたんぱく質摂取が重要であることが報告されています。

肉類はたんぱく質が豊富ですが、なにもステーキを食べる必要はなく、日本人が日常的に摂取している魚介類、納豆や豆腐などの大豆製品、そして卵類、牛乳・乳製品などを積極的にとって、サルコペニアの予防を図ることが重要です。なお、最近では、一部の高齢者に、サプリメントとしてプロテイン（たんぱく質）の摂取がみられますが、食事で主食、主菜、副菜などをバランスよく摂取していれば、たんぱく質不足に陥ることはないと考えられますので、安易なサプリメント摂取には注意が必要でしょう。

フレイル予防にビタミンDを摂ろう

各種ビタミンは、体調管理にとって極めて重要な栄養素です。そのなかでもビタミンDは、これまで骨の健康との関連で注目されてきた脂溶性ビタミンです。近年の研究の成果として、動脈硬化や体力にも関連することが明らかになってきており、さらなる研究の発展が注目されています。ビタミンDは紫外線によって皮膚でコレステロールから合成されますので、外出して太陽の光を適度に浴びてください。それとともに、ビタミンDを多く含む魚介類や乾燥しいたけなどの食品を積極的に摂取してもらうとよいでしょう。高齢者は外出する機会が減ったり、食も細くなったりしがちなので、血中ビタミンD濃度が低くなる傾向があるので要注意です。

先行研究によれば、血中のビタミンD濃度が低い人々は、高い人々にくらべて、メタボリックシンドロームのリスクが高くなることが示唆されています。私たちの研究データも、血中ビタミンD濃度が低い高齢者は、それが高い高齢者にくらべて、握力や脚伸展パワー、さらには心肺体力が低い傾向であるとともに、糖・脂質代謝に関連する指標もよくないことが示唆されています。したがって、当たり前のようですが、**シニアは積極的に外出し、からだをよく動かすとともに、ビタミン豊富な食事にも配慮するということが、何より健康の保持にとって重要**だといえるのです。

日本人の長寿を支える「健康な食事」

厚生労働省による「日本人の長寿を支える「健康な食事」のあり方に関する検討会」報告書では、高齢者の「健康な食事」のあり方として、「加齢による虚弱を予防し、生活の質の維持を図るため、心身の状態にあった食生活を無理なく続け、これまでの経験や知恵を身近な人々に伝えながら、満足のいく生活をより長く続けることが重要である」としています。

また、内閣府の「高齢期に向けた「備え」に関する意識調査結果」によれば、高齢期に備えた健康の維持・増進に必要なこと、心がけていることとして、「散歩やスポーツ・運動をすること」とともに、「栄養のバランスのとれた食事をとること」が上位にあげられており、健康をより意識したライフスタイルを心がけようとする国民が多いことを示しています。

本書の冒頭で述べたように、すでに超高齢社会に到達し、今後一層の高齢化が進む日本が、世界から注目される「元気な成熟社会」を実現するためには、シニアが元気でいることが大切です。先ほど紹介した調査結果は、多くの人がすでにそのことに気づいている証左ともいえるもので、未来は明るいといえるでしょう。

PART 5

第5章のまとめ

●シニア層の運動習慣は「動脈硬化リスク」を低下させる。軽い運動でもＯＫ
●就寝・起床リズムが日によってずれる「社会的時差ボケ」は、早朝の血圧を過度に上昇させ、心血管疾患リスクを高める
●アルコールを摂取しながらの食事では、ビタミンB_1が不足しがち。豚肉など、ビタミンB_1を多く含む食品を多めに摂取すべし
●運動後のアルコール摂取は筋トレの効果を減少させる
●回復力が低下したシニアがなりやすい「フレイル」を予防するには、「たんぱく質の摂取」と「筋トレ」の組み合わせが有効
●太陽光を浴びることで合成され、魚介類などから摂取できる「ビタミンD」は、メタボ対策や体力の向上などに非常に重要

コラム③ column

スポーツ観戦とウェルビーイング

ＭＬＢ（メジャーリーグベースボール）の２０２４年ポストシーズンは、大谷翔平選手、山本由伸投手を擁するロサンゼルス・ドジャースが、ニューヨーク・ヤンキースを破り、ワールドチャンピオンになって終了しました。ナショナルリーグに所属するドジャースは、地区シリーズではダルビッシュ有投手を擁するサンディエゴ・パドレス、リーグ・チャンピオンシップシリーズでは千賀滉大投手が所属するニューヨーク・メッツを破って、ワールドシリーズに進出しました。アメリカ屈指の人気チーム同士の戦いとあって、日本国内でも延べ５０００万人以上がリアルタイムで視聴するなど、ワールドシリーズは近年にない盛り上がりを見せたとのことです。

私はＭＬＢの熱狂的ファンで、なかでもセントルイス・カージナルスを応援しています。そのきっかけは、１９８２〜８３年のワシントン大学医学部への留学でした。ワシントン大学医学部は、アメリカ合衆国中西部のミズーリ州セントルイスにあり、街の人々は伝統的にカージナルズをこよなく愛しています。当時の国立栄養研究所の研究員として、ジョン・ホロツィー博士のラボで研究に没頭する傍ら、研究室のメンバーと一緒に、ブッシュ・スタジアムで度々、試合を観戦しました。子ども連れのファミリーや年配の男女が楽しく試合を観ている風景は、まさに「ボールパーク」といえるもので、地域のウェルビーイング（幸福度）に大きく貢献している姿に、感激を覚えました。

セントルイスには、「10Kラン」というものがあります。ブッシュ・スタジアムの外からスタートして、ミシシッピ川に沿って走り、バドワイザーのビール工場でターンして、ゴールの球場内のフィールドに戻ってくるというレースです。終了後には、記念Tシャツをもらい、無料のビール（もちろん、地元のビール「バドワイザー」です）を飲むこともできました。バドワイザーを飲みながら、シカゴ・カブスとカージナルスとのゲームを観戦することができたのは、とてもよい思い出です。ちなみに、1982年のシーズンでは、カージナルスはワールドシリーズで、ミルウォーキー・ブルワーズ（当時はアメリカンリーグ所属）を最終戦で破って、ワールドチャンピオンになっています。

さて、実際のところ、スポーツ観戦によるシニア層への健康増進効果には、どのようなものがあるのでしょうか。早稲田大学スポーツ科学学術院の川上諒子講師と澤田亨教授らが、西武ライオンズ球団と共同で実施した調査研究の結果をご紹介します。高齢者の方々それぞれの身体活動量や認知機能、幸福感などについて、事前のデータと観戦終了後のデータを比較して、改善度を検討したものです。

野球観戦がシニアの健康維持に役立つとすれば、具体的にはどんなことが考えられるでしょうか。第一に、とかく自宅に引きこもりがちな高齢者の方々が、野球場まで自分の足で出かけることによる、身体活動量の向上が期待されます。次に、メンタル面への好影響が期待できます。独りにならず、多くのファンと一緒になって「推し」のチームを応援することは、とても楽しい体験です。よいプレーに感動し、喜び、楽しむことや、ゲームに負ければ落胆するなどの感情をみんなと共有することにより、脳機能が活性化する効果も期待できるでしょう。また、プロ野球の観戦時には、野球のルールや選手の顔と背番号の記憶・学習、イニングごとの得点状況などのゲーム展開の把握、さらに戦術の予測などを通して、数多くの認知刺激を得ることもできます。

この研究では、要介護の認定を受けておらず、西武ライオンズのファンクラブに入っていない高齢男女を対象として、質問紙法で、平常時、そして1回のプロ野球観戦の直

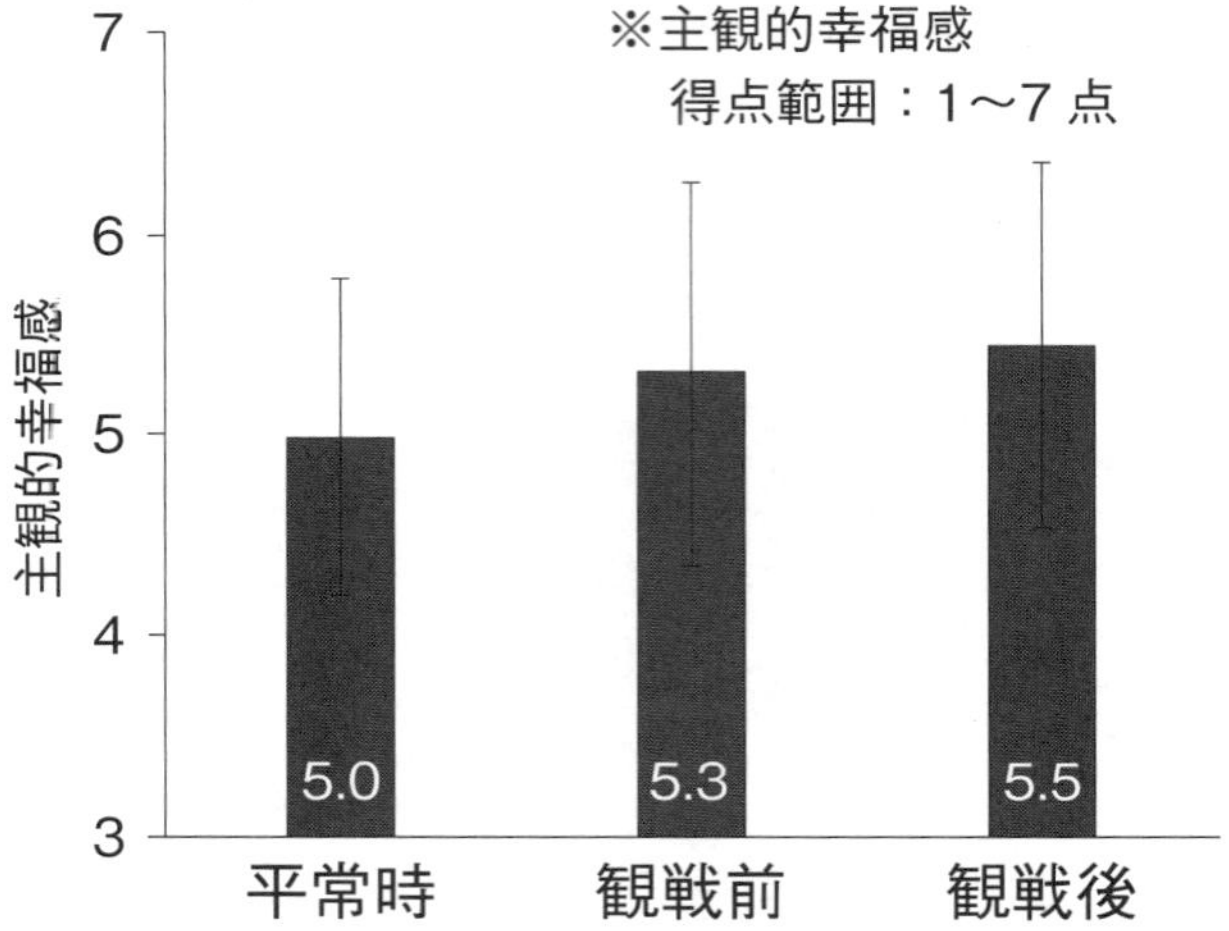

1回のプロ野球観戦の効果
（出典）Kawakami et al.: GGM, 2017

前と直後で、感情や幸福感がどう変化するかを比較しました。その結果、平常時よりも安静状態を示す感情（ゆったりとした、リラックスしている感情）が高まり、観戦直後には、主観的な幸福感が平常時よりも高まっていました。また、ランダム化比較試験によって、2ヵ月間にわたる定期的な野球観戦（平均6・6回）の効果を調査した結果、実行機能（思考や行動を制御する認知機能）や、抑うつ症状の改善がみられました。

実際にスポーツが行われてい

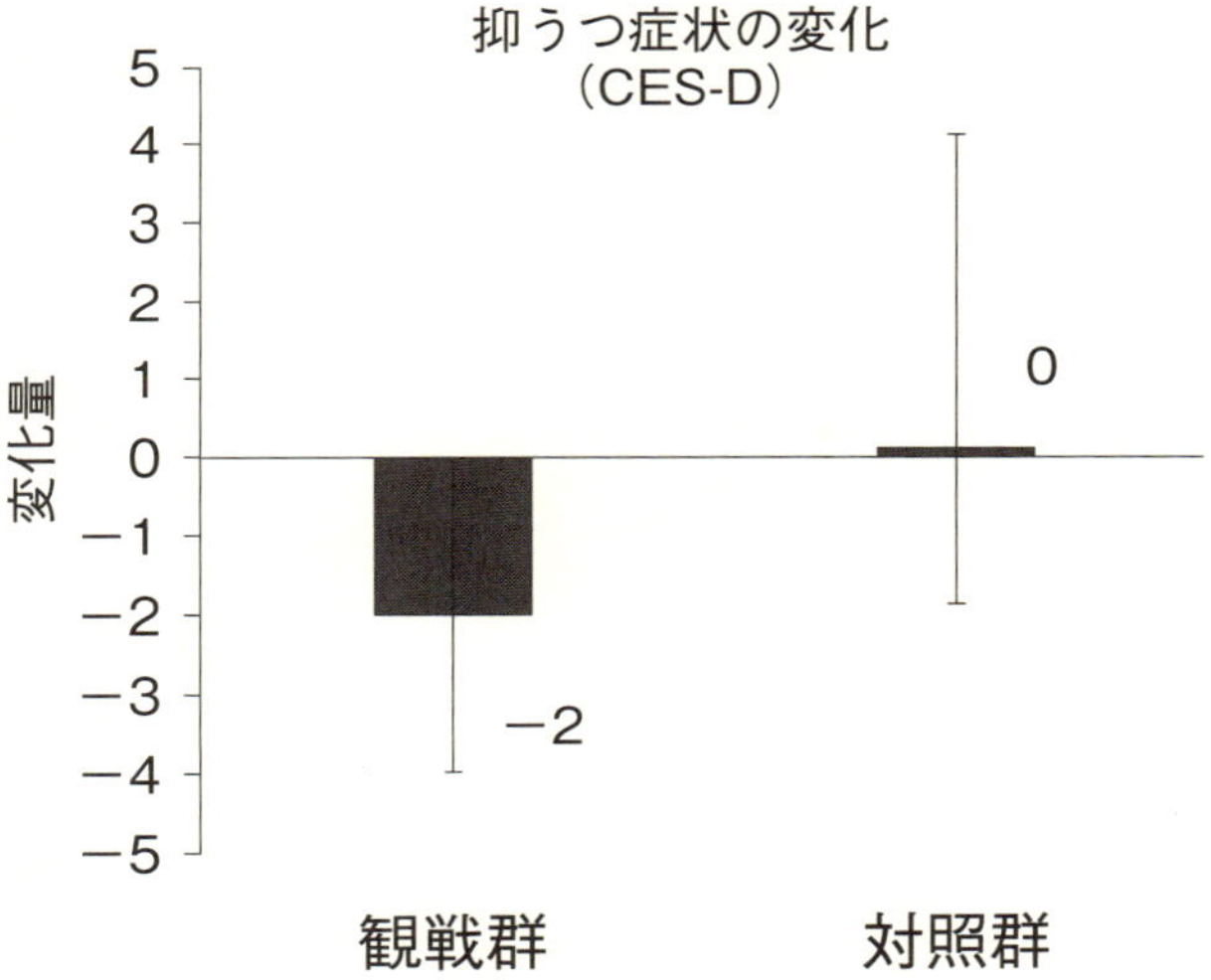

定期的なプロ野球観戦の効果

（出典）Kawakami et al.: GGI, 2019

る現場に足を運んで、旗を振ったり、メガホンで大きな声を出して声援を送ったりして楽しむことが、シニア層の人々の心身の健康に結びつくことを示唆する結果だといえるでしょう。

　わが国でも、プロ野球やサッカーのJリーグ、バスケットボールのBリーグなど、いろいろなスポーツで「ボールパーク化」が進んでいます。地域住民、旅行者を含めた動員数も増えており、若者からミドル層、そしてシニアまで、ウェルビーイングの向上に大いに貢献しているように思われます。スポーツ観戦を含めたスポーツ・ツーリズムの健康効果やウェルビーイングに関する研究は、まだ緒についたばかりですが、今後の研究の進展が大いに期待されるところです。

おわりに

ここまで読んでいただき、ありがとうございます。最後に、私自身のバックグラウンドについて、すこしだけお話しさせてください。

第4章でローイングの健康効果について記しましたが、私自身、高校・大学を通してボート部に籍をおき、「競技スポーツ」としてのローイングに関わってきました。名古屋大学での学部時代は理学部で研究者を目指していましたが、当時の教養部保健体育科の松井秀治教授、宮下充正助教授の勧めもあり、大学院は東京大学大学院教育学研究科に進学しました。

理学部に在籍していた1960年代の後期から1970年初頭の欧米諸国では、運動生理・生化学研究が隆盛期を迎えていました。ヨーロッパでは、カロリンスカ医科大学・研究所（スウェーデン）において、サルティン博士、ベルグストロム博士、フルトマン博士らの筋バイオプシー（生検）による筋生化学的研究が進んでいましたし、アメリカではワシントン大学医学部のホロツィー博士が、筋のミトコンドリアや糖代謝に関する生化学的研究を精力的に行っていました。

しかし、私の大学院での研究活動は思うように進まず、悶々とする日々を過ごしていました。その私に声をかけていただいたのが、鈴木慎次郎先生（国立栄養研究所）でした。鈴木先生は当時、国立栄養研究所に健康増進部を新設されたばかりで、運動生理研究室で健康増進に関わる研究者を探していました。私はそこで研究員として採用され、その後25年間にわたって、健康増進に関する運動生理・生化学的研究に従事することになったのです。

その後、２００３年に早稲田大学に着任し、WASEDA'S Health Study の立ち上げを含む研究活動に16年間、従事しました。本書は、そうした40年分の研究の成果がつまったものです。お楽しみいただけたら幸いです。

１９４９年生まれの私は後期高齢者と呼ばれる年齢ですが、２０２３年の年初より、シニアボートクラブである「ボート団塊号」に加入し、エイトの春秋クルー（平均年齢74歳）のメンバーとして、全日本マスターズ大会を目標に、週１回の練習を行ってきました。２０２３年11月には、滋賀県の瀬田川でのロングレースにも参加しました。

２０２４年5月中旬には消化器系の手術をして10日間ほど入院し、体重が３kg減少、それに伴って腹囲も２cm減少し、下腿周囲長も２cm減少してしまいました。しかし、退院後の食事療法と軽い運動（ラジオ体操、ウォーキング、ストレッチ・スクワット）を続けて、１ヵ月間で入院前の状態に回復しました。そして、２０２４年7月に、宮城県登米《とめ》市の長沼で開催された全日本マスターズ大会への参加を果たしました。大会での成績は決して満足のいくものではありませんでしたが、術後１ヵ月間は激しいローイング・トレーニングを行うことができなかったので、マスターズ大会に参加できただけでもありがたかったと思っています。

これからも「動楽で健康長寿」をテーマに、ライフワークであるローイングを通じて、「人生の航跡」ともいえる健康寿命を延ばしていこうと思っています。読者の皆さんも、ご自身が親しまれてきたさまざまなスポーツ、あるいはこれからやってみたいと思っている運動・スポーツを生活のなかに「動楽」としてぜひ組み込んでみてください。そして、滋養に満ちた食べ物による「食楽」とのコラボレーションも楽しみながら、毎日をいきいきと過ごしましょう。本書がその一助になれば幸いです。

50年以上前にさかのぼりますが、私は学生時代より、ブルーバックスを生命科学分野の啓発書として愛読してきました。また、私を体育学（健康スポーツ科学）の分野に導いていただいた恩師である宮下充正先生は『トレーニングの科学』を、松井秀治先生は『野球の科学』をブルーバックスから出版されています。そして、最近では、東京大学大学院教育学研究科の後輩で、運動生理学が専門である田畑泉博士が『1日4分 世界標準の科学的トレーニング』、山本正嘉博士が『登山と身体の科学』を、それぞれブルーバックスから出版されています。

今回、本書を執筆させていただく機会を得て、このような先生方と同じように、ブルーバックスの執筆者の仲間に入れていただけたことを、とても光栄に思っています。最後になりますが、本書の出版に関してお世話になった講談社の楊木文祥氏に感謝申し上げます。

２０２５年1月

樋口　満

Hypertens. 24（9）: 1753-1759, 2006

Kawano H., Yamamoto K.,Gando Y., Tanimoto M., Murakami H., Ohmori Y., Sanada K., Tabata I., Higuchi M.,Miyachi M. : Lack of age-related increase in carotid artery wall viscosity in cardiorespiratory fit men. *J. Hypertens.* 31（12）: 2370-2379, 2013

Gando Y, Yamamoto K, Murakami H, Ohmori Y, Kawakami R, Sanada K, Higuchi M, Tabata I, Miyachi M: Longer time spent in light physical activity is associated with reduced arterial stiffness in older adults. *Hypertension* 56（3）: 540-546, 2010

Nakamura N., Akiyama H., Nishimura M., Zhu K., Suzuki K., Higuchi M., Tanisawa K. : Acute social jetlag augments morning blood pressure surge: a randomized crossover trial. *Hypertension Research* 46（9）: 2179-2191, 2023.

Tanisawa K., Ito T., Kawakami R., Usui C., Kawamura T.,Suzuki K., Sakamoto S., Ishii K., Muraoka I., Oka K., Higuchi M. : Association between alcohol dietary pattern and prevalence of dyslipidaemia: WASEDA'S Health Study. *Br. J. Nutr.* 127（11）: 1712-1722, 2022

厚生労働省（「日本人の食事摂取基準」策定検討会）「日本人の食事摂取基準」2020年版

Kawakami R., Sawada S.S., Ito T., Gando Y., Fukushi T., Fujie R., Oka K., Sakamoto S., Higuchi M. : Influence of watching professional baseball on Japanese elders' affect and subjective happiness. *Gerontol. Geriatr. Med.*, 2017; 3. Published online 2017 Jul 20. DOI : 10.1177/2333721417721401

Kawakami R., Miyachi M., Sawada S.S., Torii S., Midorikawa T., Tanisawa K., Ito T., Usui C., Ishii K., Suzuki K., Sakamoto S., Higuchi M., Muraoka I., Oka K. : Cut-offs for calf circumference as a screening tool for low muscle mass : WASEDA'S Health Study. *Geriatl. Gerontol. Int.*, 2020.

澤田亨、川上諒子、伊藤智子、丸藤祐子、福士朝尋、藤江亮介、岡浩一朗、坂本静男、樋口満「高齢者のプロ野球観戦頻度と身体的・社会的・心理的特徴」『生涯スポーツ学研究』14（2）: 15-26、2017

women. *J. Diabetes Investig.* 10 (4) : 997-1003. 2019

Gando Y., Murakami H., Kawakami R., Tanaka N., Sanada K., Tabata I., Higuchi M., Miyachi M.: Light-intensity physical activity is associated with insulin resistance in elderly Japanese women independent of moderate-to vigorous-intensity physical activity. *J. Phys. Act. Health* 11 (2) : 266-271, 2014

Wu J., Oka J., Tabata I., Higuchi M., Toda T., Fuku N., Ezaki J., Sugiyama F., Uchiyama S., Yamada K., Ishimi Y. : Effects of isoflavone and exercise on BMD and fat mass in postmenopausal Japanese women : a 1-year randomized placebo-controlled trial. *J. Bone Miner. Res.* 21 (5) : 780-789, 2006

呉堅、山川純、田畑泉、吉武裕、樋口満「水泳運動が閉経後女性の骨密度に及ぼす影響」『体力科学』49 (5) : 543-548、2000

樋口満編著『ローイングの健康スポーツ科学』市村出版、2011

Asaka M., Higuchi M.: Rowing: A favorable tool to promote elderly health which offers both aerobic and resistance exercise. In: Kanosue K., Oshima S., Cao Z.-B., Oka K. (eds) : *Physical Activity, Exercise, Sedentary Behavior and Health* (eBook) , Springer, 2015

Tachibana K., Yashiro K., Miyazaki J., Ikegami Y., Higuchi M. : Muscle cross-sectional areas and performance power of limbs and trunk in the rowing motion. *Sports Biomech.*6 (1) : 44-58, 2007

Asaka M., Usui C., Ohta M., Takai Y., Fukunaga T., Higuchi M. : Elderly oarsmen have larger trunk and thigh muscles and greater strength than age-matched untrained men. *Eur. J. Appl. Physiol.* 108 (6) : 1239-1245, 2010

Seki Y., Aczel D., Torma F., Jokai M., Boros A., Suzuki K., Higuchi M., Tanisawa K., Boldogh I.,Horvath S., Radak Z. :No strong association among epigenetic modifications by DNA methylation, telomere length, and physical fitness in biological aging. *Biogerontology* 24 (2) : 245-255, 2023

第5章

Miyachi M., Donato A.J., Yamamoto K., Takahashi K., Gates P.E., Moreau K.L., Tanaka H. : Greater age-related reductions in central arterial compliance in resistance-trained men. *Hypertension* 41 (1) : 130-135, 2003

Kawano H., Tanaka H., Miyachi M. : Resistance training and arterial compliance : keeping the benefits while minimizing the stiffening. *J.*

参考文献

Higuchi M.：Visceral fat is a strong predictor of insulin resistance regardless of cardiorespiratory fitness in non-diabetic people. *J. Nutr. Sci. Vitaminol.* (Tokyo) 56 (2)：109-116, 2010

薄井澄誉子、岡純、山川純、佐々木由美、樋口満「閉経後中高年女性の基礎代謝量に及ぼす身体組成の影響」『体力科学』52 (2)：189-198、2003

Usui C., Kawakami R., Tanisawa K., Ito T., Tabata H., Iizuka S., Kawamura T., Midorikawa T., Sawada S.S., Torii S., Sakamoto S., Suzuki K., Ishii K., Oka K., Muraoka I., Higuchi M.：Visceral fat and cardiorespiratory fitness with prevalence of pre-diabetes/diabetes mellitus among middle-aged and elderly Japanese people：WASEDA'S Health Study. *PLos One.* 2020；15 (10)：e0241018. Published online 2020 Oct 20. DOI：10.1371/journal.pone.0241018

Kawakami R., Tanisawa K., Ito T., Usui C., Ishii K., Muraoka I., Suzuki K., Sakamoto S., Higuchi M., Oka K.：Coffee consumption and skeletal muscle mass：WASEDA'S Health Study. *Br. J. Nutr.* 130 (1)：127-136, 2023

Wang D., Sawada S.S., Tabata H., Kawakami R., Ito T., Tanisawa K., Higuchi M., Ishii K., Oka K., Suzuki K., Sakamoto S.：The combination of cardiorespiratory fitness and muscular fitness, and prevalence of diabetes mellitus in middle-aged and older men：WASEDA'S Health Study. *BMC Public Health* 2022；22：626. Published online 2022 Mar 30. DOI：10.1186/s 12889-022-12971-x

DeFronzo R.A.：Lilly Lecture 1987. The Triumvirate: β-Cell, Muscle, Liver. A Collusion Responsible for NIDDM. *Diabetes* 37 (6)：667-687, 1988

Jessen N., Goodyear L. J.：Contraction signaling to glucose transport in skeletal muscle. *J. Appl. Phyiol.*；99 (1)：330-337, 2005

Holloszy J.O., Schultz J., Kusnierkiewicz J., hagberg J.M., Ehsani A.A.：Effects of exercise on glucose tolerance and insulin resistance. Brief review and some preliminary results. *Acta Med. Scand., Suppl.* 711：55-65, 1986

Yamanouchi K., Nakajima H., Shinozaki T., Chikada K., Kato K., Oshida Y., Osawa I., Sato J., Sato Y., Higuchi M. et al,：Effects of daily physical activity on insulin action in the elderly. *J. Appl. Physiol.* 73 (6)：2241-2245, 1992

Sawada S.S., Gando Y., Kawakami R., Blair S.N., Lee I.-M., Tamura Y., Tsuda H., Saito H., Miyachi M.：Combined aerobic and resistance training, and incidence of diabetes：A retrospective cohort study in Japanese older

K., Ishii K., Sakamoto S., Oka K., Higuchi M., Muraoka I. : Determinants of resting oxidative stress in middle-aged and elderly men and women : WASEDA'S Health Study. *Oxid. Med. Cell. Longev.* 2021.

Hagberg J.M., Coyle E.F., Baldwin K.M., et al., The historical context and scientific legacy of John O. Holloszy. REVIEW Historical Article. *J. Appl. Physiol.* 127, 2019

第3章

Sun X., Cao Z.-B., Tanisawa K., Ito T., Oshima S., Higuchi M. : The relationship between serum 25-hydroxyvitamin D concentration, cardiorespiratory fitness, and insulin resistance in Japanese men. *Nutrients* 7 (1) : 91-102, 2014

Ito T., Tanisawa K., Kawakami R., Usui C., Ishii K., Suzuki K., Sakamoto S., Muraoka I., Oka K., Higuchi M. : Micronutrient intake adequacy in men and women with a healthy Japanese dietary pattern. *Nutrients* 2020 Jan ; 12 (1) : 6. Published online 2019 Dec 18. DOI : 10.3390/nu12010006

Ito T., Kawakami R., Tanisawa K., Miyawaki R., Ishii K., Torii S., Suzuki K., Sakamoto S., Muraoka I., Oka K., Higuchi M. : Dietary patterns and abdominal obesity in middle-aged and elderly Japanese adults: Waseda Alumni's Sports, Exercise, Daily Activity, Sedentariness and Health Study (WASEDA'S Health Study). *Nutrition* 58 : 149-155, 2019

Tanisawa K., Ito T., Kawakami R., Usui C., Kawamura T., Suzuki K., Sakamoto S., Ishii K., Muraoka I., Oka K., Higuchi M. : Association between dietary patterns and different metabolic phenotypes in Japanese adults : WASEDA'S Health Study. *Front. Nutr.* 2022 ; 9 : 779967. Published online 2022 Jan 27. DOI : 10.3389/fnut.2022.779967

Kawamura T., Higuchi M., Ito T., Kawakami R., Usui C., McGreevy K.M., Horvath S., Radak Z., Torii S., Suzuki K., Ishii K., Sakamoto S., Oka K., Muraoka I., Tanisawa K. : Healthy Japanese dietary pattern is associated with slower biological aging in older men : WASEDA'S Health Study. *Front. Nutr.* (in press)

第4章

Tabata I. : Tabata training: one of the most energetically effective high-intensity intermittent training methods. *J. Physiol. Sci.* 69 (4) :559-572, 2019

Usui C., Asaka M., Kawano H., Aoyama T., Ishijima T., Sakamoto S.,

参考文献

Tanaka M., Higuchi M.：Strong influence of dietary intake and physical activity on body fatness in elderly Japasese men：age-associated loss of polygenic resistance against obesity. *Genes Nutr.* 2014 Sep；9（5）：416. Published online 2014 Jul 17. DOI：10.1007/s12263-014-0416-4

Tanisawa K., Tabata H., Nakamura N., Kawakami R., Usui C., Ito T., Kawamura T., Torii S., Ishii K., Muraoka I., Suzuki K., Sakamoto S., Higuchi M., Oka K.：Polygenic risk score, cardiorespiratory fitness, and cardiometabolic risk factors：WASEDA'S Health Study. *Med. Sci. Sports Exerc.* 2024 May 15. DOI：10.1249

Aoyama T., Tsushita K., Miyatake N., Numata T., Miyachi M., Tabata I., Cao Z.-B., Sakamoto S., Higuchi M.：Does cardiorespiratory fitness modify the association between birth weight and insulin resistance in adult life? *PLoS One.* 2013, DOI：10.1371/journal.pone.0073967

第2章

Kawamura T., Radák Z., Higuchi M., Tanisawa K.：Editorial Physical fitness and lifestyles associated with biological aging. *Aging* 2024, Vol. 16, Advance.

Kawamura T., Radák Z., Tabata H., Akiyama H., Nakamura N., Kawakami R., Ito T., Usui C., Jokai M., Torma F., Kim H.-K., Miyachi M., Torii S., Suzuki K., Ishii K., Sakamoto S., Oka K., Higuchi M., Muraoka I., McGreevy K.M., Horvath S., Tanisawa K.：Associations between cardiorespiratory fitness and lifestyle-related factors with DNA methylation-based ageing clocks in older men：WASEDA'S Health Study. *Aging Cell* 2024 Jan；23（1）：e13960. Published online 2023 Aug 16. DOI：10.1111/acel.13960

Takahashi M., Haraguchi A., Tahara Y., Aoki N., Fukuzawa M., Tanisawa K., Ito T., Nakaoka T., Higuchi M., Shibata S.：Positive association between physical activity and PER3 expression in older adults. *Sci. Rep.* 2017 Jan 3；7：39771. DOI：10.1038/srep39771

Higuchi M., Cartier L.-J., Chen M., Holloszy J.O.: Superoxide dismutase and catalase in skeletal muscle: adaptive response to exercise. *J. Gerontol.* 40（3）：281-286, 1985

Higashida K., Kim S.H., Higuchi M., Holloszy J.O., Han D.-H.：Normal adaptations to exercise despite protection against oxidative stress. *Am. J. Physiol. Endocrinol. Metab.* 301（5）：E779-E784, 2011

Kawamura T., Tanisawa K., Kawakami R., Usui C., Ito T., Tabata H., Nakamura N., Kurosawa S., ChoiW., Ma S., Radak Z., Sawada S.S., Suzuki

参考文献

はじめに

樋口満『アクティブ・エイジング――動楽と食楽のすすめ』公益財団法人健康・体力づくり事業財団、2021

第1章

樋口満・佐竹隆編著、髙石昌弘監修『からだの発達と加齢の科学』大修館書店、2012

Morris J.N., Heady J.A., Raffle P.A. et al. : Coronary heart-disease and physical activity of work. *Lancet* 262 (6795) : 1053-1057, 1953

Paffenbarger R.S. Jr., Wolf P.A., Notkin J. et al. : Chronic disease in former college students. I. Early precursors of fatal coronary heart disease. *Am. J. Epidemiol.* 83 (2) : 314-328, 1966

Paffenbarger R.S. Jr., Hyde R.T., Wing A.L. et al. : Physical activity, all-cause mortality, and longevity of college alumni. *N. Engl. J. Med.* 314 (10) : 605-613, 1986

Lee I.-M., Hsieh C. C., Paffenbarger R. S. Jr. : Exercise intensity and longevity in men. The Harvard Alumni Health Study. *JAMA* 273 (15) : 1179-1184, 1995

澤田亨「日本の運動疫学コホート (1)　東京ガス・スタディ」『運動疫学研究』13 (2) : 151-159、2011

厚生労働省（健康づくりのための身体活動基準・指針の改訂に関する検討会）「健康づくりのための身体活動・運動ガイド2023」令和6 (2024) 年1月：https://www.mhlw.go.jp/stf/seisakunitsuite/bunya/kenkou_iryou/kenkou/undou/index.html

厚生労働省ウェブサイト「食生活指針」平成28 (2016) 年6月改定：https://www.mhlw.go.jp/stf/seisakunitsuite/bunya/0000128503.html

Radák Z. 著, 樋口満 監訳『トレーニングのための生理学的知識』市村出版、2018

Tanisawa K., Ito T., Sun X., Cao Z.-B., Sakamoto S., Tanaka M., Higuchi M. : Polygenic risk for hypertriglyceridemia is attenuated in Japanese men with high fitness levels. *Physiol. Genomics* 2014 Mar ; 46 (6) : 207-215, 2014

Tanisawa K., Ito T.,Sun X.,Ise R., Oshima S., Cao Z.-B., Sakamoto S.,

さくいん

ア行

カ行

N.D.C.498　254p　18cm

ブルーバックス　B-2291

健康寿命《けんこうじゅみょう》と身体《からだ》の科学《かがく》
老化を防ぐ、50歳からの「運動・食事・習慣」

2025年３月20日　第１刷発行

著者　樋口《ひぐち》　満《みつる》
発行者　篠木和久
発行所　株式会社講談社
〒112-8001 東京都文京区音羽2-12-21
電話　出版　03-5395-3524
販売　03-5395-5817
業務　03-5395-3615
印刷所　（本文印刷）株式会社ＫＰＳプロダクツ
（カバー表紙印刷）信毎書籍印刷株式会社
本文データ制作　講談社デジタル製作
製本所　株式会社国宝社

定価はカバーに表示してあります。

ISBN978−4−06−539088−7

発刊のことば

科学をあなたのポケットに

二十世紀最大の特色は、それが科学時代であるということです。科学は日に日に進歩を続け、止まるところを知りません。ひと昔前の夢物語もどんどん現実化しており、今やわれわれの生活のすべてが、科学によってゆり動かされているといっても過言ではないでしょう。

そのような背景を考えれば、学者や学生はもちろん、産業人も、セールスマンも、ジャーナリストも、家庭の主婦も、みんなが科学を知らなければ、時代の流れに逆らうことになるでしょう。

ブルーバックス発刊の意義と必然性はそこにあります。このシリーズは、読む人に科学的に物を考える習慣と、科学的に物を見る目を養っていただくことを最大の目標にしています。そのためには、単に原理や法則の解説に終始するのではなくて、政治や経済など、社会科学や人文科学にも関連させて、広い視野から問題を追究していきます。科学はむずかしいという先入観を改める表現と構成、それも類書にないブルーバックスの特色であると信じます。

一九六三年九月

野間省一